吳明珠
教你養好肺

口罩擋不住的PM2.5，
讓清肺養生術來幫你

台、港、日知名藝人、企業老闆指定中醫師
吳明珠——著

目錄

推薦序　三立電視資深副總經理暨發言人 張正芬

用簡單並專業的方法照顧自己

在電視台工作的關係，經常接觸很多上節目的來賓，透過交流與認識，甚至有機會成為好朋友。在一次的機緣巧合，我很幸運認識了吳明珠中醫師，她非常專業而且充滿熱情，吳醫師總是能用簡單易懂的例子，讓我們對中醫的奧妙有更進一步的認識。她總有說不完的醫病故事，我非常欣賞吳醫師親切熱情的態度，更佩服吳醫師專業的醫術。

還記得很多年前，我總是習慣帶女兒到吳醫師的診所就診，但我自己就是從未有過就診中醫的念頭，在等待領藥的空檔，吳醫師熱心地說：「要不要順便把個脈？」我心想，無妨就把個脈吧！沒想到，經由吳醫師的把脈，精準的道出長年困擾我的毛病，我忍不住說：「怎麼把脈比算命還準！」當然也治癒了我，這就是我第一次給吳醫師就診的經驗。

我們每個人都有就醫的經驗，總是想聽聽醫師給我們如何讓身體更健康的意見，總是想用最簡單省事而且專業的方法，照顧好自己的身體，而吳醫師總是有讓人滿意的答案，就像這本書《吳明珠教你養好肺》。肺有多重要，自己如何能用簡單的方法，照顧好自己的肺，吳醫師用最專業的內容及最簡單的方法，在這本書通通告訴你。

誠摯推薦，想要身體健康的你，看看來自吳明珠醫師的肺腑之言，一定能教你養好肺！

作者序

吳明珠的肺腑之言

隨著空氣汙染的程度越來越嚴重，在看診時也曾聽到病人說，一直以為只是感冒咳嗽，也吃了三個月的藥，但還是在咳，最後到我這裡看，依照我的建議去大醫院檢查一下，一檢查居然已經是肺癌第三期！

也因為這樣的環境無法一下子改變，所以如何注意肺臟、肺經的養生，知道如何增強肺的抵抗力，實在是當務之急、刻不容緩的。

中醫治病注重整體觀念、辨證施治，依照證型的不同，有對應的用藥治療方法，對於肺病患者，要正確辨別患者屬於陰陽、表裡、虛實中的哪一種類型，只有辨證準確，才能對證用藥，進而達到良好的療效。

肺虛體質多呈現為肺氣虛和肺陰虛兩大類。肺陰虛者多因津液耗損，肺失潤養所致，凡是呈現為形瘦孱羸，乾咳無痰，或痰少質黏，或咳而痰中帶血絲，潮熱盜汗，午後顴紅，少寐失眠；口乾咽燥，喉癢音啞，舌紅少苔等。

肺氣虛者多為久病虧耗，病後元氣未復，或因久咳傷氣，乃至肺氣虧虛，呈現為咳而氣短，咳喘無力，久咳不癒，痰液清稀；倦怠懶言，聲音低怯；面色發白，畏風形寒，易患感冒；或有自汗，舌淡苔薄白等。肺虛者多見於肺結核病、肺氣腫、肺痿、肺不張以及肺癌晚期之人。

一般而言，肺氣虛者，可吃補益肺氣的食材；肺陰虛者，宜吃滋陰潤肺的食材。肺虛日久，常影響到脾臟與腎臟，可適時吃些具有補脾益氣和補腎納氣的藥膳。肺虛者忌吃辛辣及煙酒，忌吃破氣耗氣之物，忌吃生冷性寒之物，忌吃炒炸烤爆之類香燥傷陰的食物。

中醫所說的肺與西醫的肺有些差異，那就是除了真正的肺臟之外，中醫認為「肺主氣，司呼吸，開竅於鼻」、「肺主一身之表，主皮毛」、「肺與大腸相表裡」，故包含呼吸系統疾病，也包括皮膚病、大腸系統等病症。

《醫經精義．臟腑之官》也記載說：「大腸之所以能傳導者，以其為肺之腑。肺氣下達，故能傳導。」肺氣的肅降可以幫助大腸傳導大便，當肺氣虛弱或肺氣壅滯時，氣機升降會失調，導致大腸傳導遲緩而出現大便祕結的現象。而且肺失宣降時，津液不能下輸滋潤腸道，導致大腸燥結，這也增加了便祕的可能性，肺氣虛弱的老人最容易有這種狀況。門診常會聽到長輩抱怨便祕吃了軟便藥結果沒效的狀況，此時適時用上潤肺補氣藥，可以大大改善腸道的乾澀難出的狀態。

中醫最大的優勢是防治慢病、調養身體——這是多數人對中醫的認識。殊不知，中醫治病講究整體觀念、辨證論治，醫生透過詳細的查體、問診、摸脈、看舌苔等方法來判斷患者所患的疾病屬於哪個證型再結合患者的體質開處方強調「標本兼治」：改善咳、痰、喘症狀，治其標；調理肺、脾、腎，治其本；針對急性期、緩解期不同階段進行標本虛實的論治，以達到扶正祛邪、標本兼治的目的。

吳明珠養肺補氣
私房茶譜、食譜

＊本書拍攝之藥材皆為示意圖，正確分量請依中藥行準確秤重。

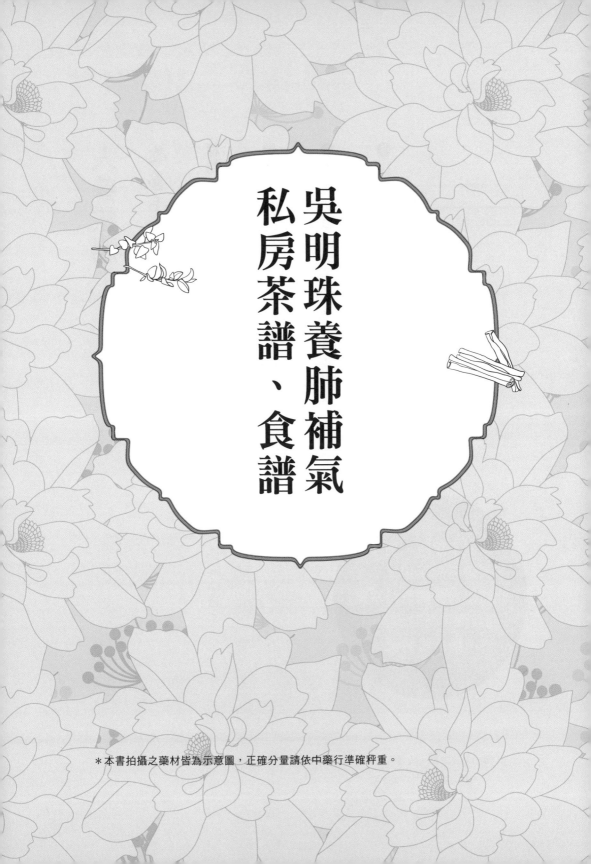

人參雞湯——

改善手腳冰涼

材料： 雞腿2～4隻、人參3錢、肉桂1.5錢、茯苓5錢、甘草1.5錢、紅棗6顆、老薑5錢、米酒10毫升、鹽1小匙、水1公升

做法：

❶ 將藥材沖淨；雞腿切塊，汆燙去血水，備用。

❷ 將做法❶材料、米酒及水放入鍋中，開小火燉煮約1小時。

❸ 最後加入鹽調味即可。

氣血不足時，到了冬天最容易手足冰涼，此時以人參補氣祛寒養血健脾，有助改善怕冷、腰痠等情況。

※ 關於氣的調養，請參考 P.66〈肺司一身之氣，最為珍貴〉。

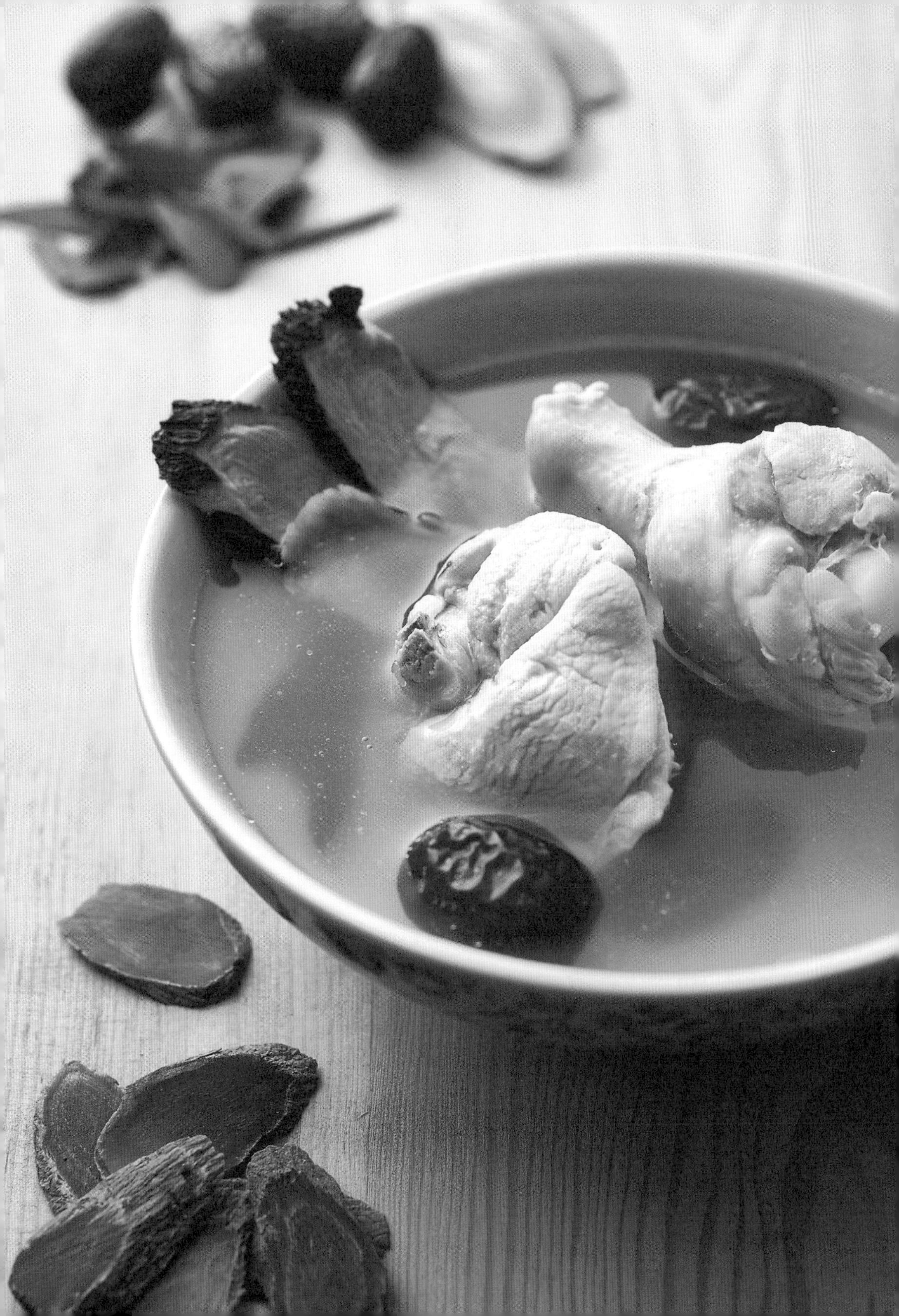

桑菊枸杞茶——

風熱型感冒（咽喉腫痛、黃鼻涕）

材料：沸水500毫升、桑葉1.5錢、菊花1.5錢、枸杞1.5錢

做法：

❶將菊花、桑葉及枸杞沖淨備用。

❷將藥材以沸水沖泡入味後依個人喜好酌量加入冰糖或蜂蜜即可。

說明：

風熱型感冒屬於病毒入侵，就像平時大家常覺得，怎麼會無緣無故開始咳嗽頭痛，其實病毒圍繞在身邊，等到我們抵抗力差時，它就開始攻擊。症狀以頭痛、咽喉腫痛、發燒、黃鼻涕、鼻塞、口渴、咳嗽痰黃等為多。

此茶飲具有散風清熱、平肝明目的效果，可用於治療風熱感冒、頭痛眩暈、咽乾。

※ 關於各種感冒類型及相應茶飲，請參考 P.104〈感冒＝外邪入侵〉。

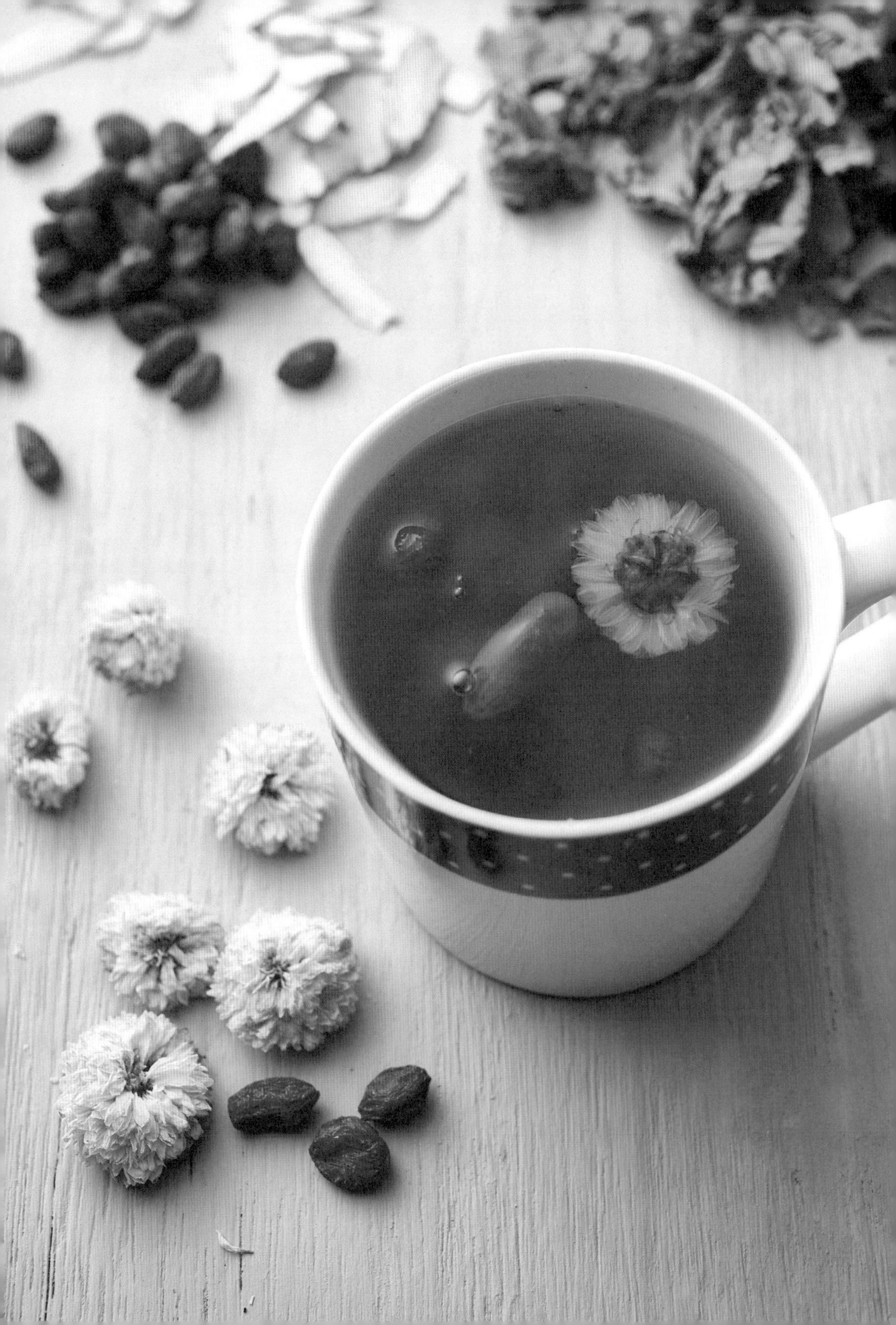

防風甘草茶——

預防感冒

材料：防風2錢、甘草1.5錢、黃耆3錢、沸水1公升。

作法：先將藥材用溫水稍沖淨後，加入沸水、適量冰糖後，燜十～十五分鐘後，代茶飲。

說明：

就感冒而言，《黃帝內經》提到：「上古之人，其知道者，法於陰陽，和於術數，食飲有節，起居有常，不妄作勞，故能形與神俱，而盡終其天年，度百歲乃去。」也就是說，平時注意天氣變化，均衡飲食、勿過度勞累、宜運動增強免疫力，才是最佳的應對感冒之道。

祛風固表，本方適用於四時感冒輕症，亦可作為預防感冒之用。

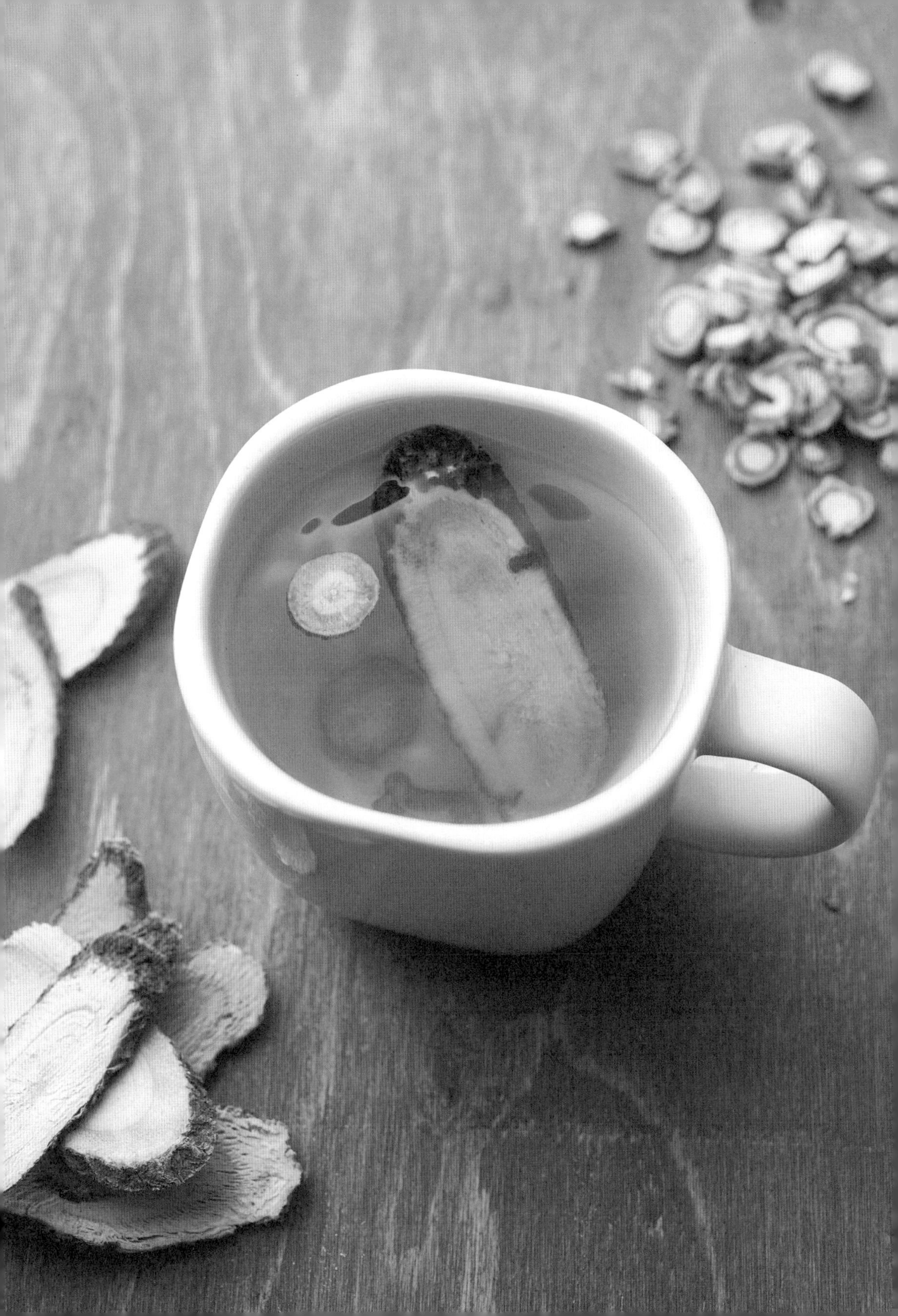

雪梨銀耳湯——

滋陰清肺、消痰降火

材料：雪梨1個、銀耳6錢、貝母1.5錢、蜂蜜適量。

作法：

❶ 銀耳泡水變軟後，去除根部，沖淨並撕成小片。將雪梨去皮，切成多塊。

❷ 將銀耳片、雪梨塊、貝母同時放入碗內後，放入電鍋蒸三十分鐘，即可取出，食前放入蜂蜜。

說明：

就中醫而言，過敏最大的主因是體質，先天失調，造成過敏體質，影響到臟腑功能失調，肺脾腎三臟皆虛損。由於肺經的鬱熱無法排出，停留在身體內，久而久之，體內火氣自然大，這就是我們俗稱的上火。

※ 關於更多過敏的症狀及食療，請參考 P.110〈肺實熱證＝過敏性鼻炎〉。

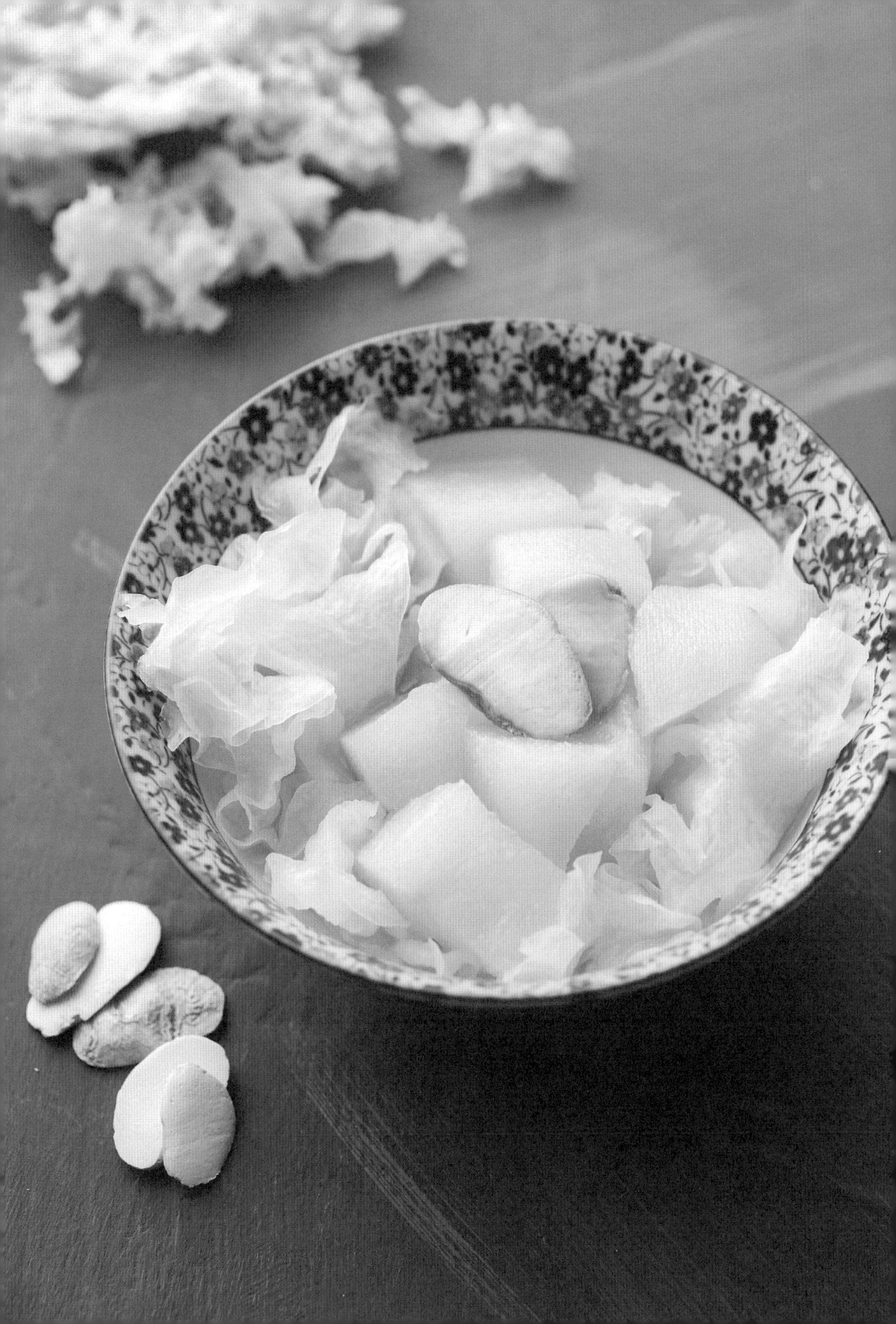

小米南瓜粥——

強肺化痰

材料：西洋參3～5片、南瓜200克、小米100克。

作法：

❶ 西洋參加入200毫升的熱開水，浸汁備用。

❷ 南瓜去皮切塊，小米洗淨後加水浸泡二十分鐘後，將二種材料加上做法❶的浸汁，加水1公升，放入電鍋蒸煮三十分鐘後即可。

說明：

就中醫的觀點來說，病人在感冒時，身體抵抗力下降，容易讓我們周遭的細菌大舉入侵，引起肺炎。尤其老人家肺氣較虛，小孩則正值成長發育，抵抗力仍不足，所以被視為是肺炎危險族群，尤其是天氣轉換之際，一定要特別注意。

※ 關於更多肺炎的預防及食療，請參考 P.111〈肺炎＝肺陰虛〉。

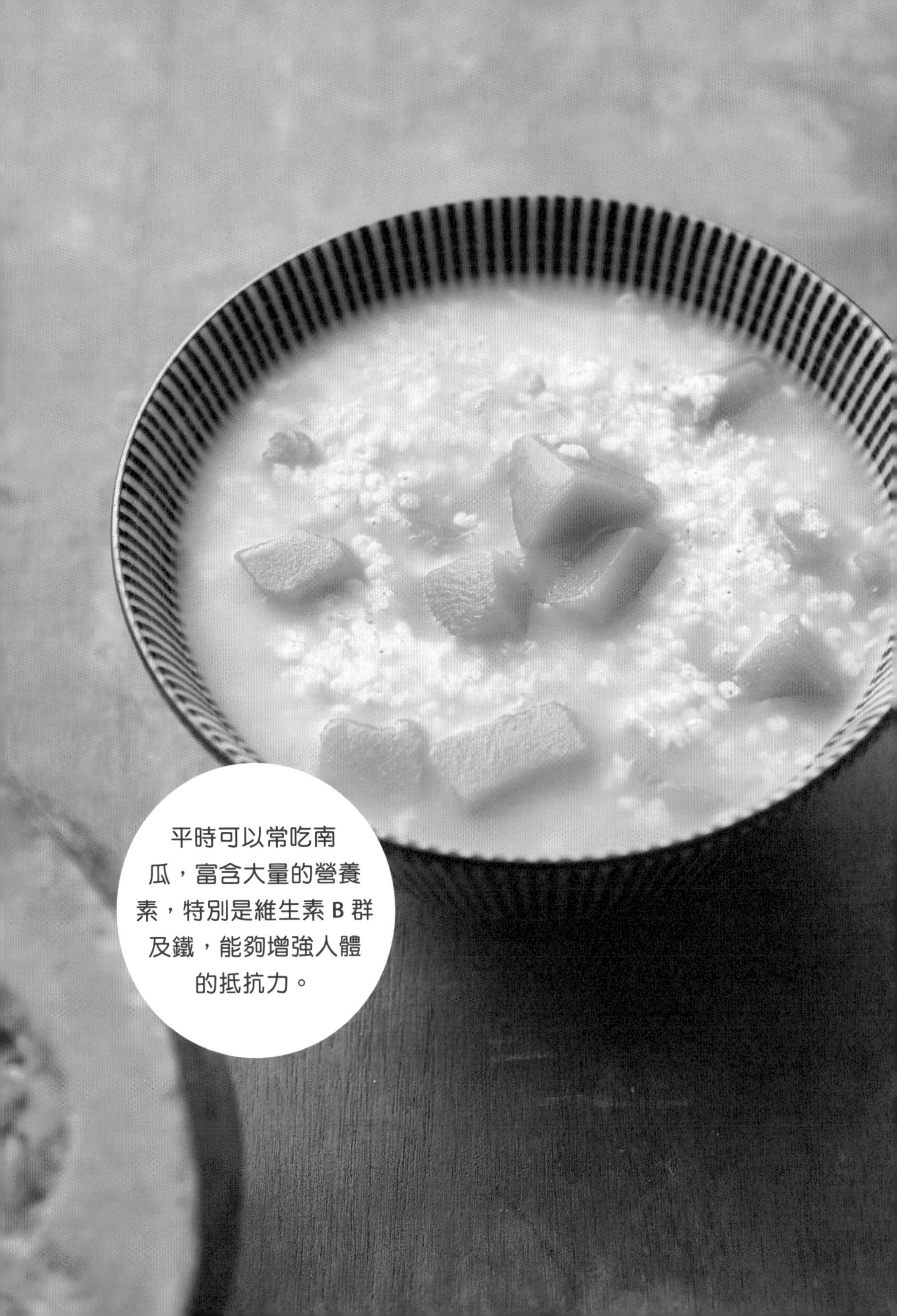

平時可以常吃南瓜，富含大量的營養素，特別是維生素 B 群及鐵，能夠增強人體的抵抗力。

枸杞蓮子紅棗銀耳羹——

過敏性鼻炎

材料：銀耳6錢、紅棗10顆、蓮子5錢、枸杞2小把、生薑3片。

做法：

❶將銀耳洗淨泡開，去根部，摘成小朵；蓮子泡一小時左右。

❷將其他材料沖淨，和做法❶材料一起放入電鍋內鍋，倒入水，高出材料兩公分左右。

❸外鍋放一碗水，放下開關。等開關跳起後掀蓋撒入枸杞，蓋上蓋子，利用餘熱燜一下即可食用。

說明：

銀耳又稱白木耳、雪耳，富含維生素D和硒，且有豐富膠質，歷來作為滋補良藥，具有開胃健脾，滋陰潤燥的功效。

銀耳配以紅棗、蓮子、枸杞，製成羹粥，更是滋補佳品。

※ 關於過敏性鼻炎的案例與吳明珠醫師診斷說明，請參考 P.121〈過敏讓我變成大熊貓〉。

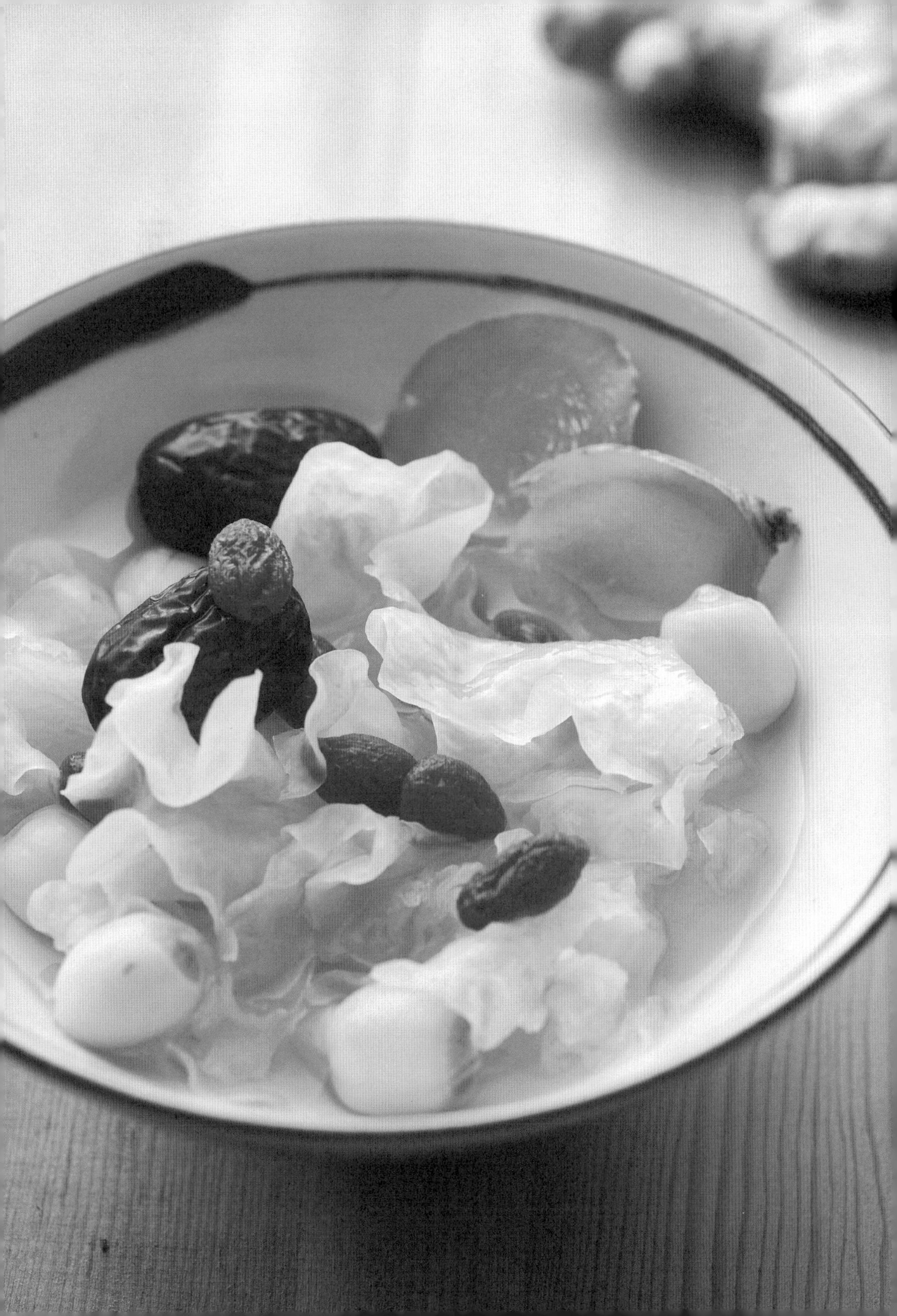

元氣茶——增強免疫力、預防感冒

材料：黃耆3錢、枸杞3錢、紅棗3錢，水1公升

做法：

❶ 將藥材快速沖淨。

❷ 將藥材放入鍋中加水，用中火熬煮十五分鐘即可飲用。

這三種食材加在一起，就是中醫所說的元氣茶，主要對於補元氣有著極佳的效果，補陽滋腎、補氣健脾、延緩衰老，增強免疫力，預防感冒。

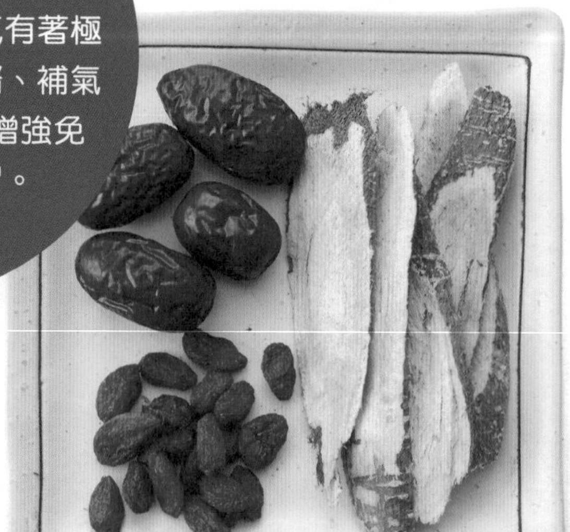

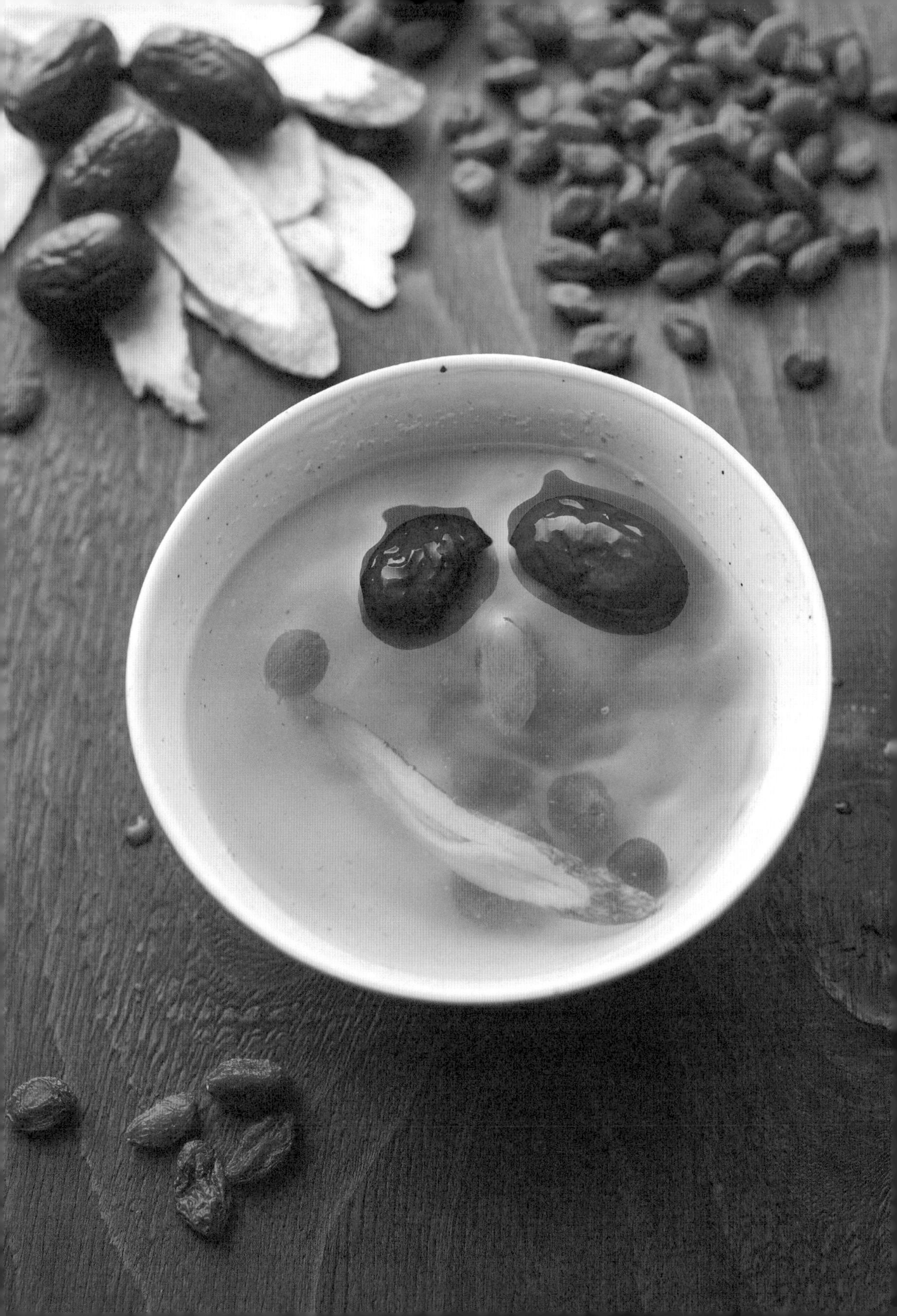

羅漢清肺抗敏茶——

補肺、健脾、抗敏

材料：羅漢果1個、淮山5錢、防風1.5錢、桑葉1.5錢。

做法：

❶ 將藥材快速沖淨，羅漢果切開撕碎。

❷ 將做法❶材料加沸水800毫升～1公升，浸泡十～十五分鐘，放溫當茶飲用。

說明：

羅漢果有神仙果之稱，有潤肺化痰，生津止渴，其中以清肺、潤肺及化痰止咳最佳。羅漢果當中所含的微量元素，可調整燥熱體質的上熱口渴狀態，適合抽煙及經常處於空氣品質不佳環境的人。

注意：腹瀉者及體質寒者不宜。

※ 更多養肺清肺茶飲，請參考 P.162〈喝茶來養肺〉。

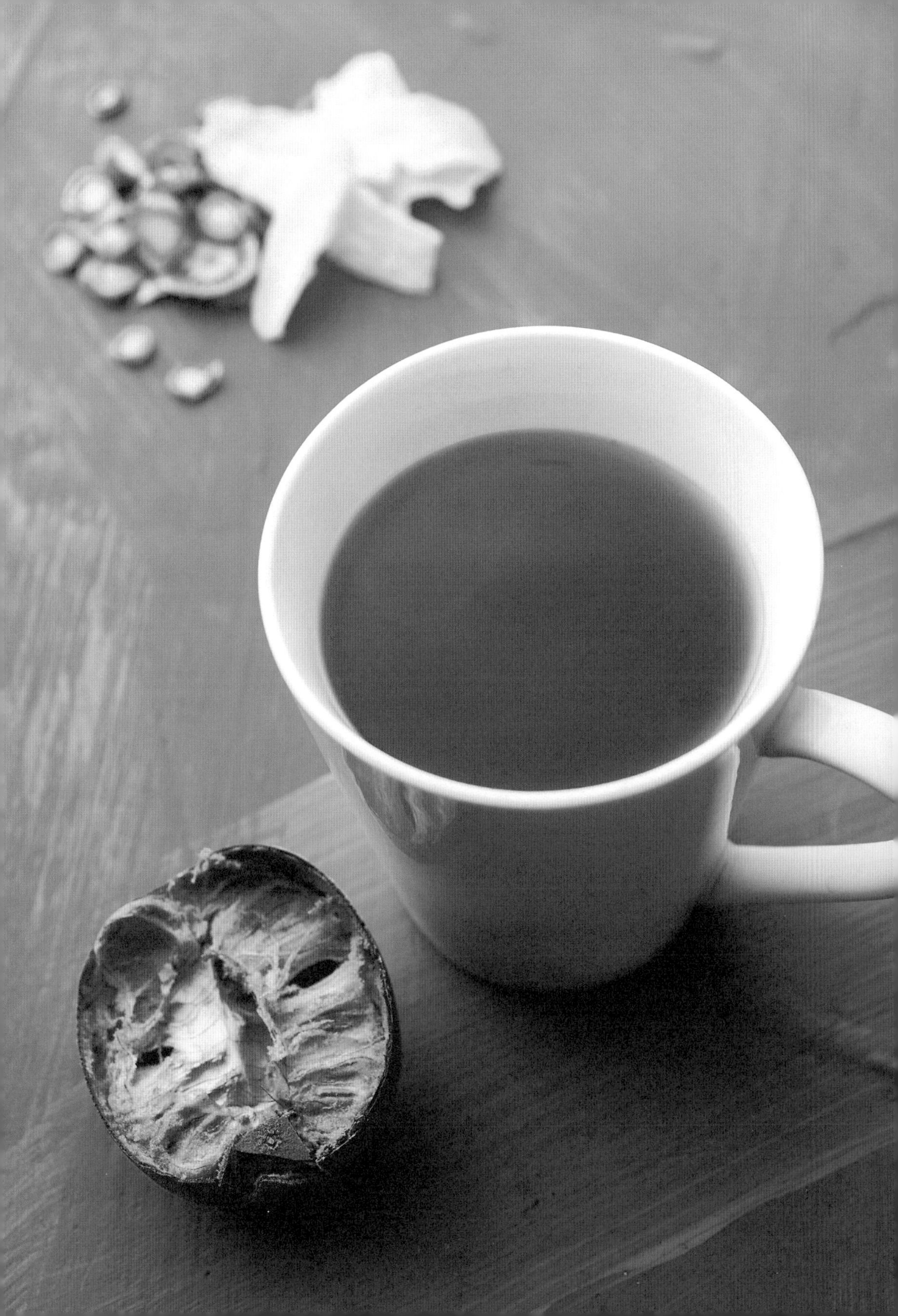

第一章

外婆的中藥水餃

阿嬤特製中藥水餃，解決過敏性鼻炎

在台灣最叫父母傷腦筋的，就是小孩子的過敏性體質，從以前到現在都一樣，只要天氣一變化，立即有反應，關於這點我有著非常深刻體驗，因為小時候我也是個過敏兒。

記得在青春期之前，只要一變天，起床後就開始打噴嚏、鼻塞、流鼻水，尤其到了晚上更嚴重，常讓我睡不好，翻來翻去，加上鼻塞的關係，睡覺時常張口呼吸，結果就是口乾舌燥，得爬起來喝水尿尿。

一整個晚上翻來覆去，完全不得安睡，隔天起床後，最明顯就是黑眼圈、紅鼻子，抱著衛生紙擤鼻涕，這讓一向最疼我的阿嬤心疼極了，一直叫我爸爸趕快開藥方來幫我調養。

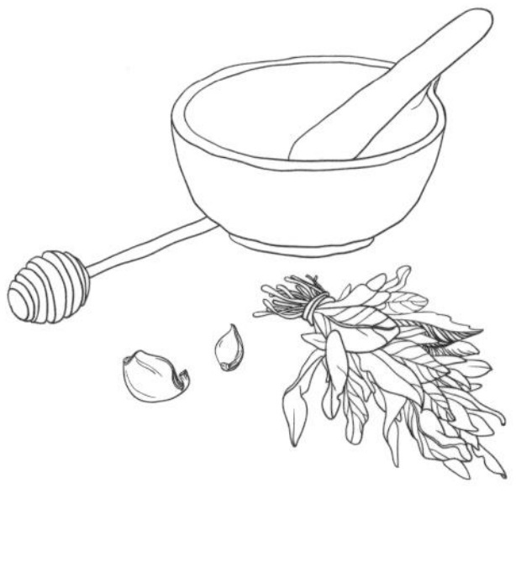

但是，小孩嘛，一聞到中藥味或是草藥味的茶，還沒送到嘴巴，就捏著鼻子喊臭，吞不下去就是吞不下，阿爸阿母又是哄又是騙，我就是不吃，反正只是流鼻涕嘛，也沒什麼不舒服。

「沒有不舒服」是說給大人聽的，因為怕吃中藥。其實，除了黑眼圈，臉色天天也都是慘白的，說好聽點被叫做白雪公主，但其實就是過敏鼻塞，呼吸不順暢，讓自己呈現半昏頭狀態，才會臉色發白。

過敏性鼻炎在台灣之所以盛行，一來是因為台灣屬於海島型氣候，潮溼多雨，二來是中醫有句話，「肺為嬌臟，不耐寒熱」，說的就是肺臟是很嬌柔的，最不耐寒與熱，所以，舉凡季節交替，溫差變化大，或是變天，晴天變雨天時，肺最先發難。

除了不肯吃藥外，為了考試，我也常常熬夜看書準備功課到天亮，經常一邊是書一邊是衛生紙，邊讀書邊包「餛飩」，等到吃早餐時，爸爸一看就知道，又是熬夜到天亮了吧。

爸爸常在念，睡覺比念書重要，尤其半夜的時辰，都是重要經脈的運行時間，像是**一到三點是肝經**，**三到五點是肺經**，**最好的養生方式就是**

睡覺，而且要熟睡。

肺主皮毛，皮毛指的就是皮膚、毛髮、汗腺毛細孔等。熬夜到天亮最傷的是肺經。所以，一旦皮膚不好，接著臉色也會慘白。注意看看周邊的人，尤其是過夜生活、上夜班的人，大多都有著慘白無血色的臉，和白皙透亮的白，是完全不一樣的。

那時候，聽到爸爸在講這些養生法時，我還會碎碎念，哪有爸爸叫女兒不要讀書的，別人家的父母都叫小孩要用功讀書，看到小孩熬夜念書，還得意揚揚的對老師說，自己小孩多麼努力與用功。

不過，其實我只要熬夜，隔天過敏性鼻炎一定發作，一發作，鼻子塞住了，腦袋也跟著變得很不清楚，讀了很多書，記得的卻很少，考試也沒考好。真的是嘸彩工。

阿嬤看我這樣，看得好心疼，經常想盡各種辦法要讓我乖乖的把中藥吃下去，像是給糖吃、給零嘴吃，大一點就發獎學金。在我家想要多拿零用錢，不用靠考試拿第一，只要吃下中藥就有錢拿了。只是當時我年紀還小，有錢也不知道怎麼花，所以，幾次下來，我寧可沒有零用錢拿，也不要吃藥，讓阿嬤傷透腦筋。

後來怎麼解決呢？阿嬤想出一個絕妙好方法，就是把中藥包進水餃裡。我小時候特別愛吃水餃，尤其是阿嬤親手包的餃子，皮薄肉又多，一口一個好滿足，還有著特殊的香氣，我可以天天吃都不膩。

直到長大後，我再吃著阿嬤包的水餃，卻總覺得少了一個味道與香氣，好奇問阿嬤，阿嬤才告訴我，那是她特別做的特殊「中藥水餃」。阿嬤說，小孩子嘴巴挑，口味太重的東西一吃就知道，所以，只要把中藥，像是「粉功（粉光參）」加入水餃中，當我吃完一餐的水餃，也把中藥給吃進去了。而那股香氣正是中藥的原味。

原來如此，聽完阿嬤說後，我還抱怨：「被你騙那麼多年。害我一直想找有香氣的水餃，原來是阿嬤特製的中藥水餃。」

後來，等到我當了媽，有了兒子之後，也學起阿嬤煮起「中藥水餃」，舉凡小孩子不肯吞的中藥，就把它和進餃子料裡，我還發明了進階版，就是小孩子都愛的玉米濃湯，把中藥加進湯裡，濃濃的玉米及奶香味，小朋友最愛，還能蓋過中藥味，絲毫沒有發現有中藥在裡頭，也就順利的用中藥幫孩子補好身體。

吳明珠的私房菜

補氣玉米濃湯

材料：

玉米粒1罐、玉米醬1罐、雞蛋1顆、牛奶200毫升、黨參3錢、黃耆3錢、枸杞3錢、紅棗1錢

做法：

❶ 藥材清洗乾淨，雞蛋打成蛋液，備用。

❷ 湯鍋加入約700毫升的水煮沸，將玉米粒、玉米醬、藥材加入熬煮。

❸ 起鍋前加入蛋液拌勻，再加入牛奶，加少許鹽調味即可。

耐心吃藥是最好的良方——肺結核的生與死

幾年前有一對情侶一起來我的診所掛號看診，男的三十歲左右，女的則是二十六歲，二個人都戴著口罩，很瘦，大約五十公斤左右。問診把脈後，我大約就知道，他們是肺結核的患者。

為何會有如此深刻的印象？因為他們太年輕了，早期在台灣，我爸爸開中藥行時，也有肺結核患者上門來求診，但年紀大多是中年以上，四、五十歲的人，有的因為工作太過操勞，加上工作環境的空氣太惡劣，像是煤礦工人或是從事燒烤的廚師，也有本身抽煙、煙癮大的人等。先天環境惡劣，後天身體本身又虛弱時，很容易就會感染肺結核。

只是這些人一聽到自己得的是肺結核，就嚇得半死，眼淚當場流了出

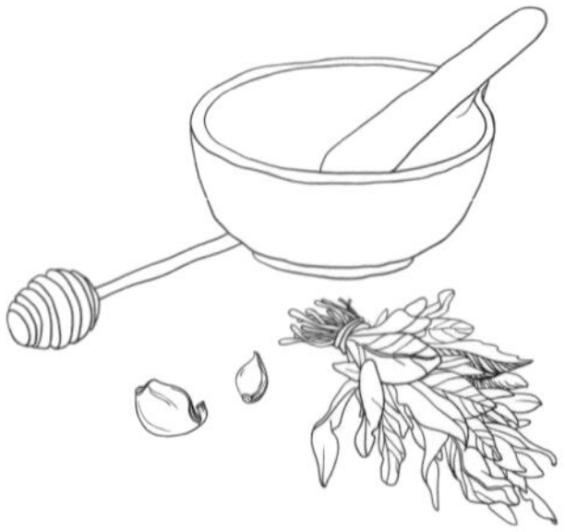

來，畢竟那時候的醫療環境，加上病患本身的狀況，可能連飯都吃不飽，哪來多餘的錢買藥吃。何況，肺結核的病患本身體質虛，需要多休息，但怎麼可能因此停工養身體？所以，那時候，台灣人將肺結核視為治不好的病。

說回這兩位病患。他們太過年輕，怎麼會感染肺結核呢？

女生說，他們已經吃藥四個月了，醫生確定是封閉型的結核病，就是已經不具傳染性了，只要按時吃藥就能復原，只是結核病的藥很難吃，一天要吃三次，味道又重，藥丸又多，一次得吞十多顆，每次光吞藥都飽了，根本吃不下飯。

藥的副作用又大，容易胃痛、噁心、反胃、頭暈等等，因人而異，有時吃了飯再吃藥，就會吐得亂七八糟，整個人都虛脫了，所以，二個人雖然很努力的吃飯，想要養胖自己，想要多一點體力對抗病魔，還是很無力，所以才想要來求助中醫，看能不能不吃西藥，改吃中藥。

男生比女生還瘦，他說自己本來就吃不胖，加上開餐廳的關係，三餐不正常，得熬夜加上喝酒抽煙，所以，身體本來就不太好，也不知道怎麼染上肺結核的，連續咳嗽咳了好幾個月，咳到胸口痛，簡直不能入眠，後來去做X光檢查才知道，居然是肺結核。

男生還說，家人一聽到是肺結核，都嚇死了，深怕被傳染，他也怕會傳染給家人，所以，天天口罩不離口，吃飯也獨自吃，有專屬的餐具，衣服也都分開洗，坦白說，感覺好像是被當成異類似的，連家人都這麼怕，所以，他也都不敢讓朋友知道，自己得了肺結核。

只是愈來愈瘦，咳嗽狀況也好像沒有比較好，才會想說，來看看中醫，改吃中藥會不會好得比較快？

其實，來求診的這對情侶，從脈象來看，除了身體出問題，心理也受到很大的壓力，因為在台灣，肺結核確實被大家視為避之危恐不及的傳染病，所以，很多病患都不敢讓人知道，連去看診吃藥都得偷偷摸摸，再加上藥的副作用大，生理加上心理因素種種排斥，患者很容易自行斷藥。

根據統計，全球有六億的人口有肺結核，但九成以上都是潛伏性的，就是沒有任何症狀，不會傳染，等到人的身體很差，抵抗力弱，再加上外在環境，像是空氣差，或是進出空氣不好的封閉場合，甚至是抽煙的時候，這時候才會發病。

肺結核在中醫稱為「肺癆」，是由結核桿菌引起，若結核桿菌出現在淋巴，就叫淋巴結核，但不會傳染，而因為肺是開放的，所以若是肺結核，便很容易感染及散布出去。就中醫而言，肺結核的病因有分內因和外因，外因是感染癆蟲，西醫稱為結核菌，內因是身體本身虛弱，氣血不足，古時候「肺癆」又稱富貴病，因為勞動不得，不能操勞。

肺結核在中醫來說，確實是能夠診治，副作用也小，但是，因為現在肺結核病菌變化很快，抗藥性特別強，病人如果不按時吃藥，病菌會很快又強大起來，變種成更強的細菌侵犯人體，而碰到這種反覆的病症，病人的身體只會愈來愈弱，抗體更差，才會導致治療失敗。

對於這對情侶，我要求他們，治療肺結核的西藥不能斷藥，而中醫的治療，可以並行，西藥主要是消滅病菌，中醫療程則是增強身體不足的地方，協助身體能夠擁有建立起來的強壯抗體後，才能加速肺的復原。

肺一旦受損，就是不可逆的，也就是結核病的病患所照的X光片上，看到的陰影部位，在治癒後，還是看得到白色的陰影，那就是鈣化了。受傷嚴重的肺，就算病好了，還是會留下痕跡，肺的範圍就是那麼小，受傷了，肯定會受影響，像是很容易喘、很容易咳嗽等等，都可能是肺結核留下的後遺症。

肺結核其實是可以治療的，只要配合醫生按時吃藥，生活作息規律，吃得健康營養，百分之百會康復，只是這個案例中，男生吃藥總是三天捕魚二天曬網，生活又無法規律，結果不到三年就過世了。

記得那天女生來回診時，哭得上氣不接下氣，本來肺就受傷，這下哭了更傷肺，她說，男生過世前，已經住進醫院的隔離病房，因為吃藥不定時，讓結核病菌產生抗藥性，醫生用盡最強的抗生素，也無法對抗，最後還是只能宣告沒救了。

至於女生，按時吃藥，加上中醫調養，吃藥大約十個月後，西藥就完成療程，但為了保養及調理身體，還繼續以中藥調養。現在不但身體健康，還結婚生子，大人小孩都很健康。

現在這個女生，還會帶她的小孩來調養身體，尤其特別注意肺部，畢竟她曾經歷過生與死的治療，雖然二人無法走到最後，但她也記取教訓，特別重視肺的保養。

吳明珠小提醒

生病時，看醫生吃藥是最基本的對抗之道，中醫西醫各有其益處，西醫針對症狀的處理，較為快速，像是抗生素的使用，會讓身體細菌無法滋長，無法破壞人體，只是抗生素也會影響其他益菌的生存，自然也會傷身體。這時候中醫的功效，就是調理身體的基礎。所以，若要中西醫一起並行，除了吃藥時間要間隔二個小時以外，也要告知醫生服藥情況，因為中西醫並行，病況變化會比較快速，用藥上得進行調整，才不會用藥過重，反而傷了身體。

SARS劫後餘生，肺損元氣傷

大約在民國九十一年時，有個英文女老師，大約四十多歲左右，指名找我，說要來看咳嗽，她每次來口罩都不離身，說話時有氣無力，痰非常多，聽得出來全卡在胸口了。

她只說，自己得了感冒，咳嗽很嚴重，痰都咳不出來，半夜不好睡，吃了很久西藥還是無法痊癒，所以，朋友建議她來看中醫調理。

女老師很低調，就算進了診間，口罩還是不肯拿下來，雖然遮住半張臉，但依稀看得出，臉色慘白泛黃，眼周還微微泛青色，呼吸聲很大，很喘，伴著鼻塞，就算已經坐下來休息半小時了，還是聽得到喘息聲。

這種病症對於中醫初診來看，肺臟傷得很嚴重，連帶傷及了肝、脾

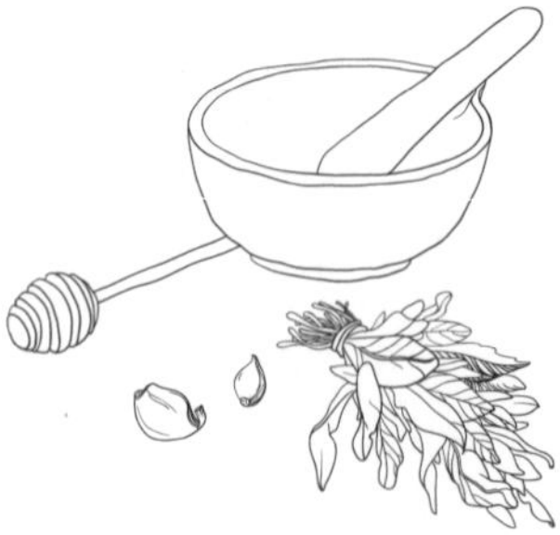

等，坦白說，我感覺應該不是感冒那麼簡單。但是，醫者父母心，我沒有想太多，依舊是把脈問診，開藥，並施以針灸或是艾灸等治療。

大約半年後，女老師的症狀比較減緩，聊天時才問她：「是不是SARS（嚴重急性呼吸系統綜合症）？」只見女老師笑得很尷尬，說自己確實是SARS的輕症患者，出院後感受到肺受傷的症狀，讓她生活很辛苦，回想那段對抗SARS時的投藥及打針，真的叫人害怕，又怕肺傷太重，對身體不好，所以才想找中醫調養身體。

「那陣子，大家一聽到SARS，都嚇死了，有些醫生根本不敢看，還直接拒絕，吃過閉門羹後，想說那就不說，才會有醫生肯治。」

其實，像當年的SARS，以及現在經常引發民眾恐慌的流感、MERS（中東呼吸症候群冠狀病毒感染症）等，就中醫來說，就是「瘟疫病」，它不是絕症，只是病程會比較久，症狀總是反覆性的，像是發燒、肌肉痠痛、咳嗽、忽冷忽熱等。

醫書經典著作《溫病學》中提到：「冬不藏精，春必病瘟。」說的就是，若要預防春天生病，或降低感染瘟疫病的可能，應該要先趁著冬天時，調養好身體，包括經絡氣血，做好身體保健。

其實，中醫強調的是預防與保健，畢竟羅馬不是一天造成，身體體質不好，也不是一天就變差，還包括了飲食、生活習慣、個性、周遭環境等等因素影響，有病人常會抱怨，為什麼生活在同一環境的人，他們都不會生病，反而我經常中鏢呢？很簡單，體質不同，反應就不一樣。

就像我有個病人，生了一對雙胞胎，兩個兒子的出生時間只差一分鐘，個性體質居然相差很多。一個隨便養，吃得又圓又壯，另外一個，食慾不佳，還容易感冒流鼻水，動不動就要看醫生，非常頭痛。

很簡單，就算出生時辰一樣，命還是不同，體質更不會一樣，畢竟從小孩在媽媽的肚子裡時，吸收到的養分與精華就不相同，所以，更不用說會有完全一模一樣的兩個人了。

有時候病人也很緊張，只要稍微發燒、頭痛、流鼻水時，就怕得到的是「流感」。其實，不需要那麼害怕，搞清楚病源，就能夠在病兆初起的時候，做好預防及準備，避免症狀惡化。

以中醫的觀點來說，感冒指的是風邪入侵，就是「傷風」，是風邪趁著人體虛弱時入侵的狀況，有時是睡眠不足、吃得不夠營養或是太累等等都有可能，像病人來看診時說的：「有時淋雨回家洗個熱水澡就沒事，有時卻淋一點毛毛雨，就感冒了。」

至於風邪，《黃帝內經》指出，「風者，善行而數變」，風邪為陽邪，具有遊走性，侵襲部位多在表、在上，病情變化多且迅速，像是頭痛、寒熱汗出、遍身遊走疼痛和肌膚搔癢等，如果和其他病邪一起，就是風寒、風溼等等症狀。

流感則是病毒引起的急性呼吸道感染，病毒很容易發生變種變異，存在許多不同類型，當人體才要生出該型的免疫功能時，病毒又自行變種，換一種型態出現時，根本防不勝防。所以流感才會經常大規模流行，起病急，傳播快，發病率也高，治療的時間卻很長，這就是古代所稱的「瘟疫」。

體質虛的人，特別是老人和小孩，最容易被病毒侵犯，所以，平時真的要鍛鍊體能，勤洗手，避免到人多的地方或是密閉空間，以免接觸到病毒而被感染。

其實，預防流感最佳方法，還是要從自身做起，像是勤洗手，多補充維他命C、蔬果、水分等等，此外，可以進行中醫的調理，幫助增強抵抗力。

對抗 PM2.5，拒絕變成窩囊肺

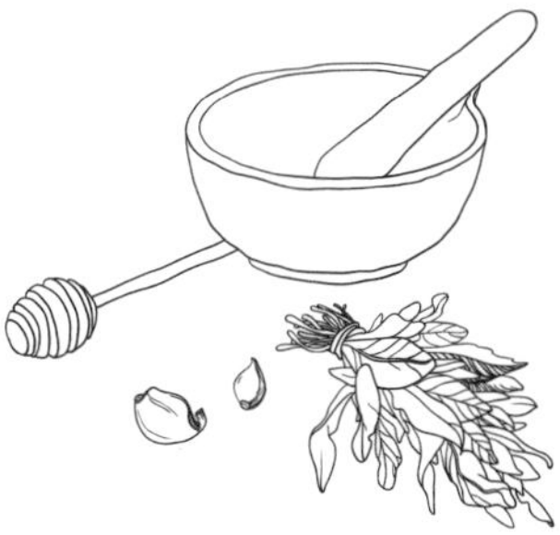

我們常聽到戲裡罵人的話「窩囊廢」，其實更早是源自於中醫的「窩囊肺」，因為當一個人肺有問題，肺氣不足時，說話就會氣如游絲，沒有元氣，就是台語說的「嘸氣」！

氣若不足，說話就會喘，上氣不接下氣，一句話說得不清不楚，話還沒說完，就在一旁氣喘噓噓。這時再怎麼生氣，或是要講的事情再有道理，也無法跟別人論出個所以然來。

看在別人眼中，就會覺得這個人怎麼那麼沒用，連一句話都說不清楚，一點魄力都沒有，古代中醫就會直接說，你的肺太不中用，太窩囊了。這就是自古大家不罵窩囊肝、窩囊心等的原因。

雖然空氣對我們來說，看不見，聞不到，但是人體卻不能沒有空氣，一旦沒有氣就掛了。萬物都有自己的氣，無形無色，卻主宰萬物的發展規律，所以，做事說話要有中氣，才能展現出魄力出來，因此才有「精氣神」一說。

這幾年來，隨著地球暖化，環境汙染嚴重，排放廢煙等惡劣情況持續發生，大家逐漸見識到 PM2.5 的威力，並稱之為「霾害」。為什麼霾害會成為全球的環境議題？為什麼大家會感到害怕並正視這個問題？

打從幾年前開始，人們就經常會發現，怎麼天亮了，出門要上班時，天空還是一片霧茫茫、灰濛濛的，到底天亮了沒？以前，大家對空氣汙染很無感，因為空氣本來就看不見，現在大家很緊張，因為 PM2.5 的傷害多到讓人能「眼見為憑」，見識到空氣有多髒，這才開始感到害怕。

以前看見起霧，覺得浪漫又漂亮，但現在一看到天空霧濛濛，就嚇得半死，其實也不需要過度解讀，先好好認識一下。起霧是自然現象之一，並不可怕。因為空氣中本來就漂浮了許多肉眼看不到的顆粒物質及微小水分，配合空氣溼度不同，而出現不同的自然現象。

先來說霧，台灣在回暖的時節，一些山頭也常會出現美麗的白色的霧，這是因為空氣的相對溼度達百分之九十以上，讓空氣中的漂浮水氣密集成小水滴，主要成分僅是水，等到陽光一出現時，水滴馬上就被陽光蒸發不見了。

而霾或是霧霾，主要物質是「懸浮微粒」，因為空氣潮溼，水氣就會依附在懸浮微粒上，漂浮在空氣中，看起來像是霧氣般，但是，陽光就算出來了，水氣散去，但懸浮微粒仍在空氣中，久久不散，這就是可怕的地方，它大多呈現偏黃、灰、黑等煙霧色系，這與汙染源有關。

霧霾之所以可怕，因為它內含「懸浮微粒」，研究指示，懸浮微粒大多是人類生活造成的化學物質而形成，像是汽車廢氣、工廠排放廢煙、建築時的塵灰、甚至是廟宇燒的香及金紙等。

而懸浮微粒的大小，關係著是否會被人體吸入，以及會停留在哪個位置。一般來說，10微米以上的懸浮微粒，會被鼻孔的纖毛及黏液過濾，但小於10微米的懸浮微粒則會穿透達到支氣管等呼吸器官。

特別是小於2.5微米的懸浮微粒，則具有更強的穿透力，含有硫酸鹽、硝酸鹽及銨鹽等化學有害物質的懸浮微粒，直接卡進肺臟器官內，影響

呼吸換氣功能，破壞呼吸系統，讓血壓升高，誘發出相關的心血管疾病等等，這就是 PM2.5 讓人害怕的地方。

記得在二〇一三年北京的 PM2.5 超標，汙染指數超出世界衛生組織規定的標準值十六倍之多，當時北京整天都呈現灰色暗黃的天空品質，那場景彷彿電影中的世界末日般，叫人驚愕，之後還嚴重襲捲超過二十五個城市，將近一半的大陸省分。這下不只是大陸，連全世界都看到了霧霾，看到了 PM2.5 的威力與可怕，這才終於開始正視問題。

在台灣，肺癌已經成為新國病，成為國人死亡排名第一的原因，絕對跟 PM2.5 脫離不了關係。有些病人會埋怨，既不抽煙也不喝酒，生活作息非常正常，也嚴禁身邊的人抽煙，更不用說吃燒烤類的東西，可以說已經盡可能的跟不好的空氣杜絕往來了，怎麼還是得了氣喘或是肺病？

這就是 PM2.5 的可怕之處。PM2.5 有多小？要以顯微鏡的鏡頭才能看得到，是一根頭髮的三十分之一，微細到能夠穿透肺部氣泡，直接進入血管循環全身。偏偏製造出 PM2.5 的來源，在台灣不減反增，所以，空氣品質只有愈來愈糟，當然罹患肺癌或是肺部相關疾病的病人，就愈來愈多，同時，肺部病變的相關疾病，不再只是老年人及抽煙男性的專利，現在年輕人和女人也都成為受害者，主要就是空氣汙染引起。

台灣對於PM2.5濃度指標，分成四個顏色，十個等級，綠、黃、紅、紫，綠色表示空氣最乾淨，而紫色則代表空汙最嚴重，也就是常聽到的警告語「紫爆」來襲，很容易就讓有氣喘病史的人發病。

最基本避免受到PM2.5侵害的預防措施，就是出門戴口罩，避免在空汙嚴重時的日子出門，但問題是，PM2.5無所不在，因為太微細，飄在空氣中，四處流動，一般的口罩根本擋不了，必須要醫療級的口罩才有阻擋的效果。

PM2.5對人體健康的侵害，真的是防不勝防，所以，除了對外的防範，對內還是要從自身的抵抗力做起。PM2.5對中醫而言屬於邪氣，耗傷陽氣，尤其當人體陽氣受到侵害時就會變得虛弱，所以中醫強調，要扶助正氣，正所謂，正氣存內，邪不勝正。

PM2.5對人體損害最大的是呼吸道，五臟當中，肺對應五色中的「白色」，中醫以白色食物來清肺防燥，與肺同系統的器官有大腸、皮膚、喉嚨、支氣管等。多吃白色清肺食物，可增強肺的自我清潔能力，幫助排出粉塵，讓肺健康度過汙染期。

想當白雪公主，先養肺

從小我的皮膚很白，同學們都很羨慕，以為我的中醫阿爸準備了什麼特別的美白祕方，才讓我擁有白皙的皮膚。事實上，就是把肺養好了，皮膚就會白皙又細緻。

對中醫而言，肺主皮毛，**愛哭的人「肺氣」不好**。

當父母的人都知道，一個小寶寶剛出生的時候，如果哭聲特別響亮，家長就會很放心，因為這說明寶寶肺部擴張好，沒有缺氧的現象，代表很健康。其實這也表明，一個人的哭聲與肺的關聯是很大的。

不過雖然哭泣流淚也是一種正常的宣洩方式，但如果哭得太頻繁，就不是一件好事了，例如林黛玉經常哭哭啼啼，結果最後得了肺病而死。「肺主皮毛」，所以那些經常哭的女孩子皮膚一定不會好，因為肺虛之

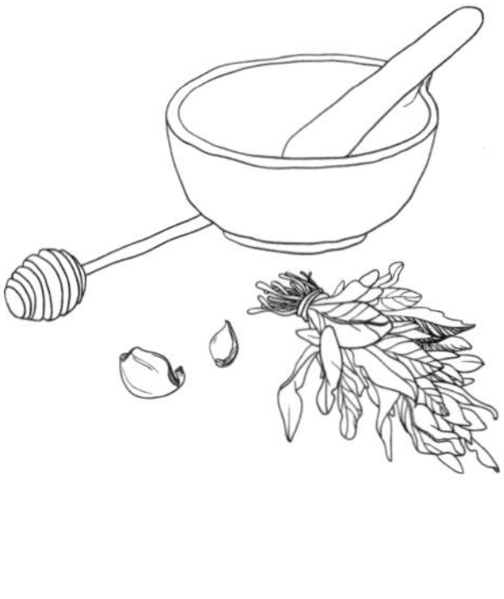

後，皮毛得不到肺部輸送的精華成分的滋養，就會導致皮膚失去光澤。

所以，想養顏要先養肺！

肺的好壞直接影響到皮膚和毛髮的質量，直接影響到你的容顏。肺養好了，自然面色紅潤、皮膚細膩、光彩照人；反之，肺不好則會讓你面容憔悴、黯淡無光、缺乏青春的靚麗。

另外，**肺開竅於鼻，鼻子上的一些疾病也反映出肺的不健康，影響容顏**。肺是給皮毛運送營養的部位，肺部功能不好會直接導致各種皮膚問題，如皮膚粗糙、毛孔大、頭髮焦黃、沒光澤等。

排毒是保證好皮膚的前提，透過宣降肺氣進行「排毒」，**一向都是美容養顏的有效治法**。肺氣充盛則氣、血、津液充足而通暢，得到肺的精氣充養，就會使得皮膚潤澤、毛髮黑亮，人體抗病邪的能力也會增強。

五個養肺潤肺的食物

蘿蔔

蘿蔔性涼，味辛甘，無毒，入肺、胃經，能消積滯、化痰熱、下氣、寬中、解毒，治食積脹滿、痰嗽失音、肺癆咯血、嘔吐反酸等。蘿蔔中的維生素B群和鉀、鎂等礦物質可促進胃腸蠕動，有助於體內廢物的排出。尤其適合燥熱體質。

蘑菇

在乾燥的情況下，肺部容易導致積累毒素，蘑菇中含有人體很難消化的粗纖維、半粗纖維和木質素，可保持腸內水分，並吸收餘下的膽固醇、糖分，將其排出體外，可以幫肺臟抗擊毒素。

山藥

冬季霧霾天氣，溼漉漉的，空氣中有著水氣和灰塵，容易傷脾傷肺，山藥能補脾養胃，生津益肺，對於脾虛、食慾不好以及肺虛咳嗽不只有非常好的食療效果，而且在《本草綱目》中有提到：「益胃氣，健脾胃，止泄痢，化痰涎，潤皮毛。」山藥能夠滋潤皮毛，預防霧霾從皮膚進入體內，可算是在人體建立一道防霧霾的屏障。

豬血

豬血中含有豐富的血漿蛋白。在人體經胃酸和消化系統分解後，可以產生解毒和潤腸的功能。在養氣調血的條件充沛下，它能讓不利於身體的有害物質容易協同消除。

百合

多年生草本球根植物，味甘淡，性平，有潤肺、養肺、止咳、養血安神的作用。除含有澱粉、蛋白質、鈣、磷、鐵等營養素外，還含有秋水仙鹼等多種生物鹼。這些生物鹼成分具有養心安神、潤肺止咳的功效，清熱解毒，民間常常用百合來去除一些由於因為食物而殘留的毒素。

第二章

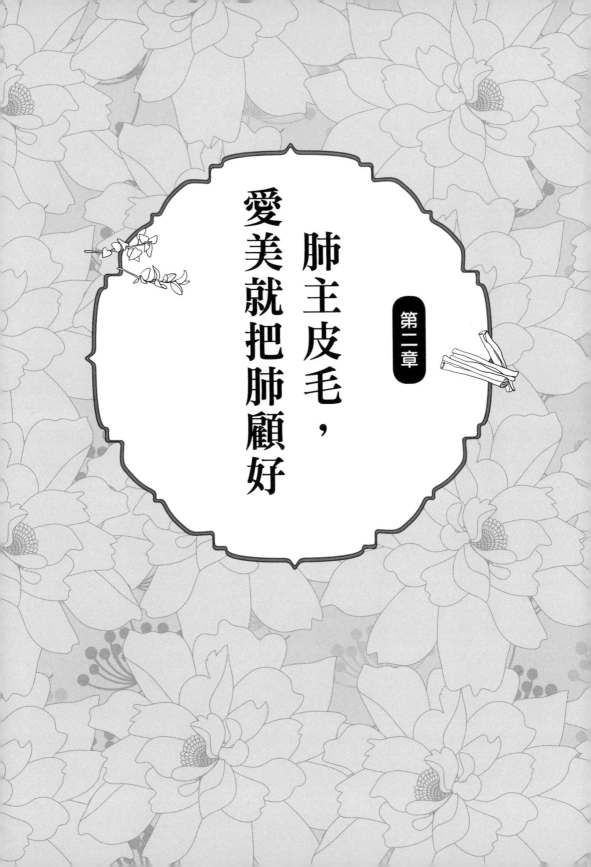

肺主皮毛，愛美就把肺顧好

肺主掌生命之源

感冒咳嗽時去看醫生，總會聽到「支氣管發炎」，或是「氣管炎」，若是再嚴重一些，發燒不退時，就可能變成「肺炎」。這麼一連串的病症字眼，其實，說的全是肺的組成部分。

從西醫的觀點來看，肺臟就是主管呼吸。吸氣時把空氣中的氧送進肺裡，呼氣時，再把肺裡的二氧化碳排出體外，看似簡單的動作流程，卻是一連串細密且迅速的動作串接而成，若是其中一個步驟慢了或是斷了，就會造成生命中止，如同一句玩笑話所說的：「那個人怎麼死的？就是懶得呼吸死的。」

人可以三天不吃飯，還能活下去，但是只要短短幾分鐘不呼吸，就會造成器官受損，甚至沒命，由此來看，肺臟可是掌控生命之源，偏偏，

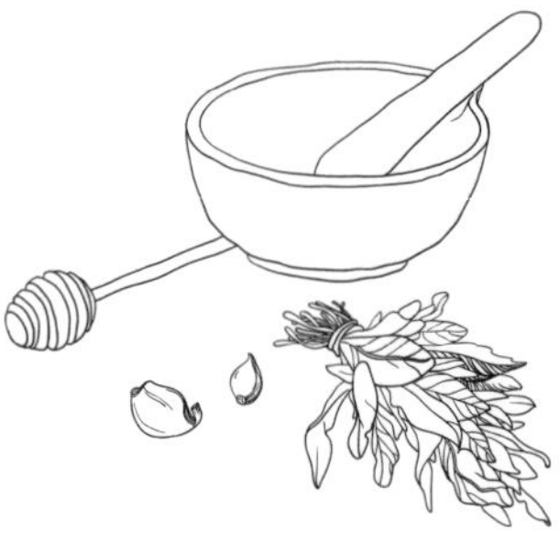

大家對肺非常陌生，因為不認識這個器官，所以常在無意之中就傷害了它而不自知。

因此，要認識肺臟，先從西醫的眼光下手。

肺臟就位在肋骨的下方，我們摸著胸口時，摸得到一根一根的肋骨，但摸不到肺，嬌嫩的肺便是靠著肋骨的支撐與保護，才不會受到外力的撞擊與傷害。肺臟與肋骨間，靠著胸膜相連，藉著這層黏膜的潤滑，肺與肋骨間才能夠密合無間，相安相依。

肺的構造及功能

肺究竟有多嬌嫩呢？可以從它的構造及功能來理解。人的肺臟，分成左右二邊，共有五片肺葉，右肺形狀寬而短，有三片肺葉，左肺窄而長，為兩片肺葉，由一條斜裂紋，分成上葉和下葉，右肺葉被水平紋分成上葉、中葉、下葉。其中右中葉最小。

肺臟的上方頂部，接近嘴巴食道口的地方，稱為肺頂或肺尖，較為狹

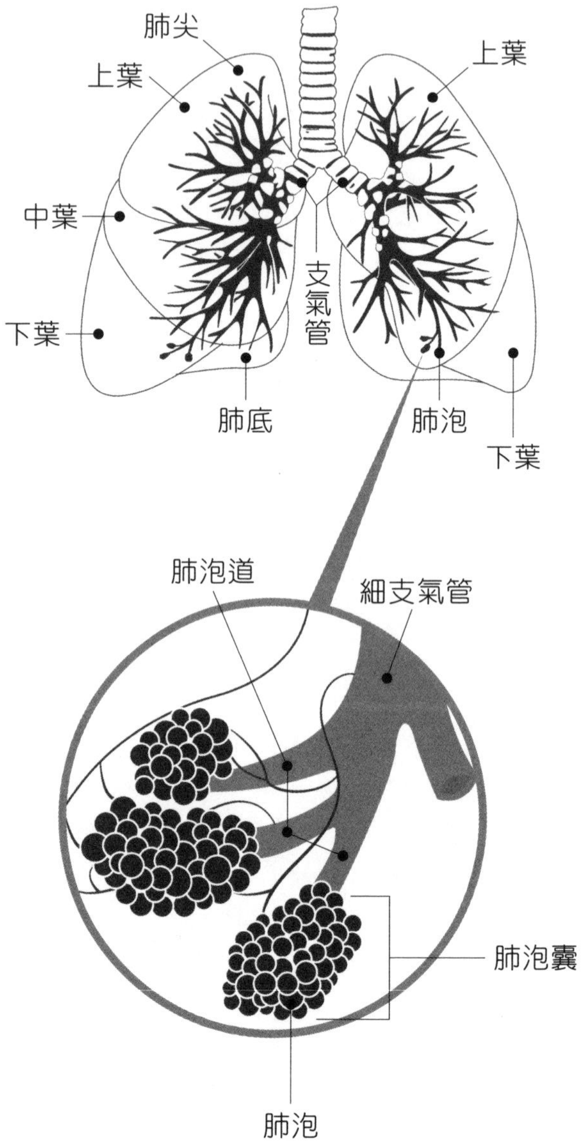

窄。而下方接近腹部，稱為肺底，較寬廣。兩肺之間有心臟和大血管、氣管、食道等器官，被包覆在其中，位在胸腔和腹腔之間，有橫膈膜割開上下二邊，互不干擾。而在橫膈膜、肋骨間的肌肉，加上頸間的肌肉，配合呼與吸的動作下，才能完成肺部的氧氣與二氧化碳的交換動作，每一個環節都非常重要。

至於肺臟本身的分支層級，先從氣管分支左右肺葉，再一層一層的分支，為支氣管，支氣管再分支為次級支氣管，就這樣一層又一層的分支下去，肺的分支樹狀圖系，可達二十三到二十五層級之多，分的層級與肺節的長度，依每個人的體質不同而有所差異，可想像肺臟就是一連串的分裂支氣管結合在一起，就知道最末端的支氣管是多麼的細微。

到了最末端的支氣管尾端，膨脹形成一個囊狀，囊狀的表層四周就有很多的小囊泡，即所謂的「肺泡」。肺臟就像是一棵茂密的樹，囊泡一個依著一個形成了肺臟。

肺泡的形狀大小都不相同，平均直徑只有 0.02 公分左右，一個健康的成人，大約會有四億顆左右的肺泡，比起人的皮膚面積多出好幾倍，相當驚人，肺臟就是由這些肺泡一顆黏著一顆，串連而成的器官。若以顯微鏡近看肺臟表面，就像是看到萬花筒般的窗格，一個倚著一個，完全沒有空隙。

肺泡這麼相依緊密，有其必要性，因為它主要就是讓肺進行氣體交換的地方，我們吸氣時，空氣中的氧氣，會經由肺泡，穿越「呼吸膜」透入血液中，而當氧氣透入血液時，同時也會把血液中的二氧化碳，推擠進肺泡中，雙方交換了位置後，就完成所謂「呼吸」的動作。

「呼吸膜」把吸入肺泡的氧氣送入血液後，靜脈血就變為含氧豐富的動脈血，輸送到全身各處。肺泡周圍微血管裡血液中的二氧化碳，則可以透過微血管壁和肺泡壁進入肺泡，透過呼氣排出體外。

在進行呼吸時，氧氣與二氧化碳交換，動作迅速且密合，完全依賴「呼吸膜」。呼吸膜共有四層，包括肺泡內表面的液膜、肺泡上皮細胞膜、肺泡上皮與肺微血管內皮之間的間質、微血管的內皮細胞膜等，平均厚度不到 0.01 公分。正因為氣體交換的這個步驟，十分講求迅速且精密，若是過快或過慢，都會發生呼吸上的問題，造成身體不適。

「呼吸膜」必須通透且柔軟有彈性，才能將呼與吸的動作，進行得完美無缺。肺泡除了呼吸功能外，當然還具備過濾抵抗外敵的角色，舉凡空氣中的髒汙、細菌等，都會被肺泡給去除，而這也得依靠「表面液膜」。

肺泡的表面液膜，含有活性物質，兼具保護及伸張等功能，須保持溼潤，就像海綿般，如果太乾燥了，就會失去彈性。肺泡的表面液膜使細胞不易萎縮，吸氣時又易擴張。

肺缺氧時，會使活性物質分泌減少，發炎時也會降低其活性物質的活力，造成肺泡無法伸張，抵抗力弱，進而萎縮，無法進行氣體交換。舉例來說，新生兒常見的肺不張症，就是這種因素造成的。

但若是感冒時所引發的慢性支氣管炎或支氣管哮喘，或是發炎時所產生的液體，都會讓肺泡長期處於膨脹狀態，肺泡彈性纖維會失去彈性並遭破壞，那就會形成肺氣腫，影響呼吸機能。所以，從X光片上可以看到，肺氣腫的肺，都比正常人的肺還要大。這個情況並不代表肺活量大，而是失去彈性的肺泡所造成的腫脹。

一般來說，肺會出問題，都是從小問題開始，一開始可能只是是感冒、咳嗽，支氣管發炎久了，造成肺泡及肺臟的功能不佳，很容易就發展成肺炎。肺炎就是肺泡發炎，長期無法消炎，就會持續腫脹，讓肺泡失去該有的柔軟彈性，就會導致許多肺的後遺症出現。

很多小孩子從一開始的感冒、咳嗽，拖久了之後，就變成了氣喘，這是很常見的狀況，所以不要以為感冒是小毛病，要知道肺臟受傷害，是不可逆的。就像你把一條橡皮筋拉到最長，拉到彈性疲乏，想要恢復原本的長度與彈性，那是不可能的事情。

每當季節變化，很多父母會帶小孩來看咳嗽，我都會提醒，一定要根治好才停藥，不要症狀稍微好轉就不吃藥，最好平常就要調理，增強抵抗力，否則，肺臟受傷久了，留下的傷痕，就會影響日後的呼吸功能。

從西醫的觀點了解肺臟的結構及呼吸的原理後，可以試著想像，當你抽煙時，會把尼古丁帶進肺泡中，但只有氣體才能在呼與吸之間交流，那尼古丁呢？進不去血液，也呼不出來時，當然就卡在肺泡裡。

還記得香煙盒子上的警告標語照片嗎？那顆被熏到變成黑紫色的肺，就是肺泡全被尼古丁給沾黏的後果，當肺泡都被尼古丁給占滿以後，要怎麼好好呼吸呢？這也就是為什麼老煙槍總會感覺胸口吸不到氣，或是經常有痰卡在咽喉的原因。

而像家庭主婦在廚房煮菜時的油煙、空氣中的 PM2.5、或是燒香時，參雜在其中的化學物質，這些煙的分子，都遠比「呼吸膜」還大，很難自由進出肺泡，進不去又排不掉，只好卡在肺裡，久了造成發炎，細胞受損，進而造成病變，肺的一連串病症全都出現。

很多人都會說，我又不抽煙，所以不必擔心肺的問題。其實，就算不抽菸，考慮到現在環境當中的各種汙染，嚴重的程度也早已超乎我們的想像，尤其是空氣品質惡化的程度，就連戴普通口罩都無法擋，必須是醫療級的口罩，才有一些防護力。

面對外在環境的惡化，除了利用一些外在工具防範之外，其實，更重要的是，要懂得如何好好保養肺，人活著的每一天，時時刻刻都是嘴巴一張開、鼻子一呼吸，首當其衝的就是肺，它是唯一開口對外的臟腑，那麼重要，卻又處於高度危險的環境中。因此，不只要靠防護，更要加上保養，才能擁有一顆超級肺，肺好氣就足，氣足人就精神好，就能擁有最佳的精氣神。

肺就像是人體的吸塵器，每天高速運轉著，完全沒有休息。問題是，家裡的吸塵器壞了，可以再買一台，要是人體的吸塵器壞了呢？可沒得修了，只能自食其果，所以不能再忽略肺臟，好好保養，聽聽「肺腑之言」，才不會辜負這辛苦的功臣。

養肺護鼻操

中醫認為，「肺為鼻之竅」，鼻子是肺對應的門戶。只要把門戶顧好，自然能夠擋下外邪，讓肺少受侵擾，自然能達到養肺的功效。平時常做護鼻操，讓鼻子保持彈性及靈敏度，就可達到護肺的作用。

護鼻操：鼻樑要常推，鼻根要常擦，鼻翼要常拿，鼻孔要常捏。

鼻子周邊有二個穴位，是對抗過敏性鼻炎的尅星，鼻通穴、迎香穴。鼻通穴在鼻樑二側和鼻翼交接凹陷點，專治鼻塞不通，具有清熱散風，宣通鼻竅的作用；迎香穴則在鼻翼的二側，專在接受脾胃氣血的地方，但因位置正好在鼻翼內窩，

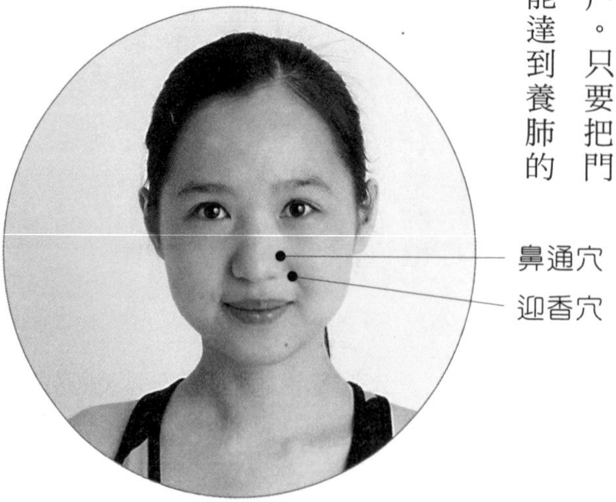

經絡的底部，胃經溼氣易堆積在此，造成鼻塞。所以，常按壓此二穴，讓溼氣排出，也能讓肺部暢通，不受溼氣影響，就能達到養肺功效。

護鼻操的作法：以拇指及食指，順著鼻樑往下推，到鼻翼二側後再輕壓30秒後，順勢往上捏，鼻孔常一捏一放，保持彈性。

肺司一身之氣，最為珍貴

無論中西醫，醫師們最不喜歡遇到的病症就是咳嗽，為什麼呢？套句現代人的用語，它最難搞！此外，咳嗽的原因很多，而與氣有關的就扯上肺，所以，肺的責任重大，司一身之氣，最為珍貴，故而對中醫而言，肺為「嬌臟」。

肺之所以嬌，之所以難搞，主因在於它所處的位置及其特性。《素問．病能論》中提到：「肺者，臟之蓋也。」肺為華蓋的意思，肺位在胸腔的位置，處於五臟六肺最高的地方，所以，又稱為「華蓋」。

「華蓋」，就是古代皇帝外出時，無論是坐的車子的頂上，或是行走在路上時，旁人幫皇帝撐的傘蓋等，因為是尊貴的皇帝所用的，極其華麗貴重，故稱為華蓋。這也表示華蓋的重要性。

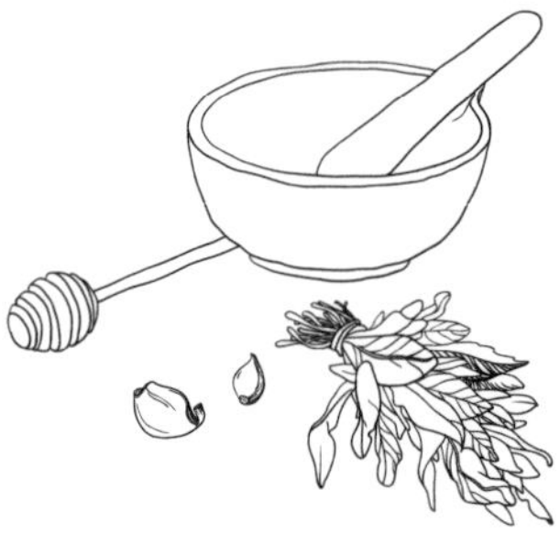

但又因**肺所處的位置，是所有臟器當中最高，開口直接對外，從鼻子、口到喉，直接就到呼吸道進入了肺臟，因此，最容易被外界所犯。**

偏偏，肺又怕冷也怕熱，喜歡溼怕乾燥。

《黃帝內經》提到：「形寒飲冷則傷肺。」意思是，身體著涼了，最容易傷的是肺，飲食吃得太冷也是傷肺。像是天氣變化就不舒服，吃的東西太冷或太燥，馬上有反應，貪吃了太多冰品飲料，肺臟立即抗議，空氣不好支氣管就收縮不順，再敏感些，吃到了不新鮮的海鮮，皮膚立即犯過敏。

而這些病症，像是咳嗽流鼻涕，大家因為常常多少有這些症狀，久了就習慣了，不當一回事，偏偏肺臟受損了，治療總得一段時間，要耐心及毅力。有時不咳了，不代表肺就好了，大家總是病症稍微好轉就停止治療，等到再犯病時，之前沒有根治的毛病，加上新傷，很可能引發嚴重的肺的毛病，例如氣喘或是哮喘等。

肺對中醫而言，雖然主掌呼吸，但所指的「氣」不單單是呼吸的氣體交換運動，還包括了一身之氣。《黃帝內經》提到，「人之所有者，血與氣耳。」氣與血是人體生命的根本，主掌一身之氣的是肺，血來自於心臟。

中國傳統也認為，天地，一氣也，氣分陰陽，陰陽相和生萬物。所以，萬物皆有自己的氣，雖然無形無色，就像空氣一樣，卻是主宰人的生命的最大關鍵。正所謂天有三寶，日月星，人有三寶，精氣神。常言道，人活著一口氣，也說，佛爭一柱香，人爭一口氣，這當中所謂的「氣」，除了呼吸的空氣，更多的成分，是指人的元氣，人身之氣。

明代張景嶽《類經圖翼》書中記載神醫華佗對肺的描述時說：「肺葉白瑩，謂之華蓋，以覆諸臟，虛如蜂窠。下無透竅，吸之則滿，呼之則虛，一呼一吸，消息自然，司清濁之運化，為人身之橐（ㄊㄨㄛˋ）簦（ㄉㄥ）。」

「人身之橐簦」這句話，可說是把肺為人身之氣，說得最為貼切。肺就像是一座鼓風爐，藉著它的運作，供身體正常運行之用，這個氣就是人身之氣。

何謂肺的人身之氣，從何而來？這就得從中醫理論中，肺系的組成來理解，包括從外的皮毛、鼻子、口、喉嚨，內部則是大腸。鼻子是為肺之外竅，喉嚨為肺之門戶，由氣管與肺相連，成為大氣呼吸出入之通道，這條通道，統稱肺系。

《素問．陰陽應象大論》說：「肺主皮毛。」皮毛屬於體表層，是防禦外邪的屏障。皮毛上的汗孔，又稱玄府，有洩汗、散氣，有調節呼吸和津液代謝的作用。故皮毛、汗孔和肺有密切聯繫。此外，手太陰肺經起於胸中，屬肺，下絡大腸，故肺與大腸相表裡，由此來理解，肺的人身之氣，是與其他五臟六腑的運行有著密切關係而生。

構成人體和維持生命活動的氣，來源有二：先天和後天之精氣。先天來源於父母的生殖之精，是構成胚胎的原始物質。

後天之精氣則包括食物中的營養物質和自然界的清氣。自然界的清氣，依賴肺的呼吸進入人體，與體內之氣不斷交換，吐故納新。而體內之氣稱為水穀精氣，俗稱精微，是飲食物中的營養物質，人賴以生存的基本物質。

人身之氣正是由先天精氣、水穀精氣，加上清氣三者結合而成，而這三方要結合運行，全靠肺的主導，才能讓全身各臟腑組織動起來，所以，才有著「肺為氣之主」，「肺司一身之氣」的說法。

肺所主管的人身之氣，可分為元氣、衛氣、營氣和宗氣。

元氣

「元氣」，也叫原氣，是人體最重要、最基本的根源於腎的氣，發源於腎，藏於丹田，透過經絡運轉、作用，又會生成元氣、衛氣、營氣、宗氣，成為一種循環。

元氣有推動人體生長發育和繁殖，激發調節臟腑、經絡等器官功能，為人體生命活動的原動力。腎為元氣之根，水火之宅，只有元氣之中水火陰陽平衡，則氣化充和，寒溫適度，臟腑功能才能處於健康狀態。

衛氣

「衛氣」顧名思義，具有保衛作用之氣。《素問．痹論》曰：「衛者，水穀之悍氣也，其氣慓疾滑利，不能入於脈也，故循皮膚之中，分肉之間，熏於肓膜，散於胸腹。」

從上述得知，衛氣運行於皮膚，主要功能有溫養、調節、防禦作用。在健康情況下，人的體溫有賴衛氣溫養；藉著汗孔之開合，調節汗液排泄，維持體溫調和氣血；同時，還能溫養肌膚，使肌膚柔潤，肌肉結實，形成一道外邪入侵防線。

宗氣

「宗氣」是由肺吸入的清氣，與脾胃化生的水穀精氣結合而成，等同於衛氣加營氣，是後天之氣運行的本始，聚於胸中注於心肺。宗氣主要的生理功能有三：呼吸；通心脈行氣血；與主管人體的看、聽、說話、活動等，像是呼吸運動、氣血運行、肢體溫度、四肢運動等。

營氣

「營氣」具有營養作用之氣，人體中有規律循環營運之氣，故得名。營氣行於脈中後，化生為血，故也稱「營血」。《素問・痹論》：「營者，水穀之精氣也。和調於五臟，灑陳於六腑，乃能入於脈也。故循脈上下，貫五臟，絡六腑也。」

也就是說，營氣乃脾胃運化之水穀精氣，透過十二經脈循行於全身，經過五臟六腑後，注入脈中，成為血液，之後，又循經脈流注全身，為臟腑、經絡提供營養物質。

營氣的含義有二，一是指人體中有規律的循環營運之氣。二是指水穀所化生的精氣，透過肺氣的運行，生化出乾淨有養分的血液，再輸送至全身，營養了整個身體，心神自然安寧，心也跟著安定作用，故又叫「榮氣」，不同於衛氣的是，營氣的主要功能是透過經脈營養全身。以較現代的說法，我們可以理解為人體吸收了食物中的營養物質，並透過血液循環來營養全身。

這四種人身之氣，皆與肺臟有著極大的關聯性。

《靈樞．五味》說：「其大氣之摶而不行者，積於胸中，命日氣海。」就是說明肺主呼吸，清氣由肺吸入後，積於肺內，肺又位在胸腔，足見肺中之氣最多。

所以當我們去看中醫時，常會聽到醫師說「氣虛」、「氣滯」等詞彙。人在生病，感覺不舒服時，就是人身之氣出了問題，一旦氣停止運動，生命終結，就沒氣死了，氣決定人體的健康，所有疾病都與氣有關。

當氣虛則補，氣鬱則達，氣太多也不好，因為氣餘便是火，很多人吃補品，吃到流鼻血，臉紅，整個人燥熱，就是補氣補得太過，「上火」了，這時需要「泄氣」。而有人說話有氣無力，臉色蒼白，嘴唇發黑，那就是氣虛，得補氣。

肺氣不足，人就虛，氣虛當然要補氣，但不可能一夜之間就補起來，肺氣不像是加油打氣，一下子就能補足，要經由調補肺氣養肺陰，來氣血雙調，否則，強補也會過頭，有句話，「虛不受補」，說得正是這個道理。

人身之氣展現在人體裡外，氣足氣順，自然說話有力，中氣十足，臉色紅潤，氣定神閒，明白了氣與人體健康的關係，在日常生活就應該多注重肺的保養，永保心平氣和，多呼吸新鮮空氣，少發脾氣，成為神清氣爽的帥哥美女。

吳明珠小祕方

補氣食譜・人參雞湯

材料：

雞腿 2～4 隻、人參 3 錢、肉桂 1.5 錢、茯苓 5 錢、甘草 1.5 錢、紅棗 6 顆、老薑 5 錢、米酒 10CC、鹽巴 1 小匙、水 1 公升

做法：

❶ 中藥材洗淨；雞腿切塊，汆燙去除血水，備用。

❷ 將作法❶ 材料、水和米酒放入鍋中，開小火燉煮約一小時。

❸ 最後加入鹽調味即可。

功效：

氣血不足時，到了冬天最容易手足冰涼，此時以人參補氣祛寒養血健脾，有助改善怕冷、腰痠等情況。

肺好，女人就能水噹噹

問診時常碰到愛漂亮的女性患者，最愛問我，「醫生，妳皮膚怎麼那麼白，好水嫩，到底怎麼保養的？有什麼祕方嗎？」其實，哪有什麼祕方，就是把肺養好，就能水噹噹。

《素問．五藏生成篇》：「肺之合皮也，其榮毛也。」就是說明，肺主皮毛，我們的皮膚、頭髮、膚色、毛細孔、皺紋、斑點等等，舉凡和身體的表面，都和肺有關，只要把肺養好，發揮肺的「通調水道」、「宣發及肅降」的二大功能，就能成為水嫩美女。

肺是五臟六腑中最居於最高處，「主行水」加上「通調水道」的功能，讓肺成為身體的「水上之源」，身體一切重要的水源，津液皆須仰賴肺的安排。用化妝保養品的術語說法，就是肺養好，就等於保溼，皮

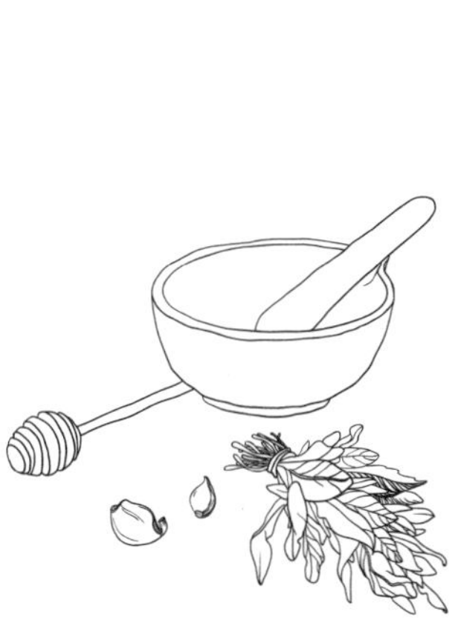

膚自然水嫩透亮。

大家很好奇，人體的水液都由胃和脾而來，怎麼會是肺為水上之源呢？其實，脾胃把食物化成水液後，得依賴肺氣才能傳送到各個部位，發揮功效。所以，一旦肺氣沒了，再多的養分也只是阻塞停滯，新陳代謝不良，人就會發胖，肚子變大，下半身肥胖等等，漸漸的人就沒了元氣，身體情況也變差，更嚴重甚至沒了生命。

如同《素問．經脈別論》提到，「飲入於胃，游溢精氣，上輸於脾，脾氣散精，上歸於肺，通調水道，下輸膀胱，水精四布，五經並行。」人體的水液運行、排泄等，必須依賴肺的疏通與調節，才能維持最佳的狀態。所以，肺是通調水道的重要功臣。

肺在通調水道時，藉著「宣發」及「肅降」來運作：

宣發

就是指把肺氣向上宣揚，向外發散，把食物轉化而成的精微運行到全身，而全身原本消化的精微，勢必得先排出去，才能接受新的的精微，所以，透過宣發，就能排出濁氣。

肅降

是肺氣向下向內的運動，利用外界吸入的清氣運行，把津液送到五臟六腑，滋養身體的器官後，才能發揮每個部位的最佳功能，使身體變好變佳。同時，肅降向下的功能，也能將代謝後的水液廢料運行到大腸、膀胱，讓廢料順利以尿液或大便的形式排出身體，達成新陳代謝功效。

總體來說，肺的水道調節功效，其一是肺接收脾運化後的津液水溼後，透過宣發作用，向上向外輸送到全身，最終達到肌膚、皮毛，並把水溼代謝產物轉化為汗，排泄出去；另外，透過肅降作用，將津液向下向內輸送到其他臟腑，並把濁液輸至腎，轉化為尿液，排出體外。

《靈樞．決氣篇》提到：「上焦開發，宣五穀味，薰膚，充身，澤毛，若霧露之溉，是謂氣。」肺的宣發，實際是指衛氣和津液布散全身，滋養肌膚，充養身體，潤澤皮毛的功能。皮膚的氣門——毛孔，也有助肺散氣、布津的作用。所以，肺好，皮膚得到滋養，自然就能水嫩光滑，毛孔收縮自如，廢物不會沮塞，就不會有粉刺、青春痘等問題。

《素問．咳論》說：「皮毛者，肺之合也，皮毛先受邪氣，邪氣從共其合也。」指出了外邪侵襲多從皮毛而犯肺的病理特點，這也就是肺多表證的原因。如果肺宣發肅降功能失調，水液就會在人體內滯留，形成痰，造成小便不利、水腫等。

所以，想要當個皮膚白皙、光滑、沒有皺紋的美女，或是想要擁有一頭茂密的頭髮，髮質髮色閃閃動人，就是把肺養好，肺臟的生理功能正常，肺氣充沛，皮毛得到的精華就會充足，溫養身體而水嫩潤澤，皮膚緊緻，抵抗外力侵襲的能力亦較強。

大家有沒有發現，年輕時根本不怕太陽曬，不怕紫外線，就算曬一整天，頂多發紅，沒有幾天就白回來，就算沒擦什麼保養品，光是用水洗臉，也能擁有光澤透亮的皮膚。

年輕時就算吃再多，宵夜、下午茶、甜食等拚命吃，只要動幾下，很容易就能瘦下來，根本也不用擦乳液，皮膚依舊緊緻光亮。但是，等到年紀漸漸大了，就常聽到人說「吸空氣就會胖」，雖說這句話太誇張了，怎麼會吸空氣就胖，但倒也不是真的毫無道理，以中醫理論來說，肺不好，讓吸進去的清氣沒有辦法發揮功能，才會讓新陳代謝變差，連帶著容易變胖。

肺氣不足，出現虛弱的情況，它宣發衛氣和輸精於皮毛的功能也會減弱，皮膚就會乾燥粗糙，失去水潤光澤，布滿小細紋，降低了抗禦外邪的能力，風疹等有損容顏的許多疾病也會慢慢找上你。

所以，當出現過敏、溼症、皮膚紅疹等問題時，中醫除了幫腎排毒外，也會在肺的宣發上進行治療。

也有人愛美，為了能常常呈現不同的造型，三天兩頭就往美容院去弄頭髮，吹染整燙全都來，熱風離子夾高溫不斷，盡做一些傷害髮質的事，只是偏偏有人怎麼弄髮質就是好，就是滑順不打結，那就是肺氣足，養分送得到，毛髮養分夠自然長得快又好。

像男人最煩惱的就是禿頭掉髮，很多人就說，年輕時頭髮很多，怎麼到了中年，頭髮就掉光？也有人覺得生氣，為什麼自己從少年時期就禿頭，擦什麼藥都沒用，就算用生薑、生髮液等坊間的小祕方全試遍了，還是不見頭髮長回來。

其實，大家有沒有注意到，男人掉髮的原因，大多來自於抽煙。很多禿頭、掉髮嚴重的人，都有抽煙的習慣，若再加上熬夜，生活作息不正常，讓肺無法得到充分休息，皮毛當然也會不保。

小孩子出生時，婦產科醫生一定大力的打嬰兒屁股，讓他大聲的哭出來，就是要讓肺氣能夠得以暢通，因為當我們在媽媽肚子裡時，肺還沒有發揮功能，直到一離開母體時，肺泡就得充滿空氣，透過大哭這個方式才能讓氣進入肺泡裡。

大家有機會觀察一下，嬰兒出生時哭得愈宏亮，代表肺氣愈足，母體養胎時讓嬰兒的肺養得很壯，相對來說他的頭髮也會多。但要是母親本身在懷胎時，就喝了太多的冷飲，甚至抽煙，就會影響到小孩的肺，自然再怎麼打，哭的聲音還是像小貓一樣喵喵叫。

有人問，抽煙為什麼會讓皮膚變差？煙油的成分，會阻塞肺泡的透散功能，讓肺的宣發、肅降的功能無法發揮效力，津液自然無法送達至皮膚，皮膚就會變得乾燥，加上，在抽煙時，因為產生的煙霧容易太過接近臉，煙會熏到眼睛，常常皺眉揉眼，魚尾紋也會變多。

愛美是天性，不分男女，若能從中醫五臟六腑的觀點去分析，了解自己的生活習慣、環境因素、先天遺傳、飲食等，就能知道，其實保養品並非是唯一的愛美之道。

真正的保養方，要從體內的調理做起，男人想要治禿頭，光從外頭去治療，狂擦藥、按摩等，卻不戒煙，不改生活習慣，一樣熬夜喝酒等等，傷害比幫助大，流失比補充快，當然掉髮會比長髮快囉。

所以，想要維持美麗外表，就得養好肺，把肺養得水潤有力，氣足，人的精氣神也會跟著旺，外表皮膚就水嫩透亮吹彈可破，與其花一堆錢買化妝品來補強，不如養好肺，更能從裡而外，像花一樣美麗動人。

除了抽煙外，現在大環境的空氣汙染愈來愈嚴重，尤其是PM2.5的危害，讓大家長期處於傷肺的情況之中，偏偏一般人對於肺的保養知識很缺乏，也很少實際好好保養，才會導致肺癌位居台灣十大死亡癌症之首。

肺朝百脈，有事就找肺

肺是一個很特別的器官，它是五臟六腑當中，唯一可以讓我們控制活動力的器官，像是呼吸的速度快慢、時間的長短、氣量的多與少等等。

像心的跳動，都是以身體的情緒狀況決定，我們無法決定跳快一點或跳慢一些；其他如肝，更沉默，連痛都不喊一聲，腎更是不用說，要是能夠控制，大家就能更性福。

偏偏肺又是唯一開口對外的器官，經常處於危險之中，細菌、汙染、冰冷的環境、飲食等等，這個器官等於是對外、對內的重要連絡站，因此有著「相傅之官」的稱號。

「相傅之官」一詞，在《素問．靈蘭祕典論》有提到：「心者君主之官，神明出焉；肺者相傅之官，治節出焉。」意思就是說，關於五臟的

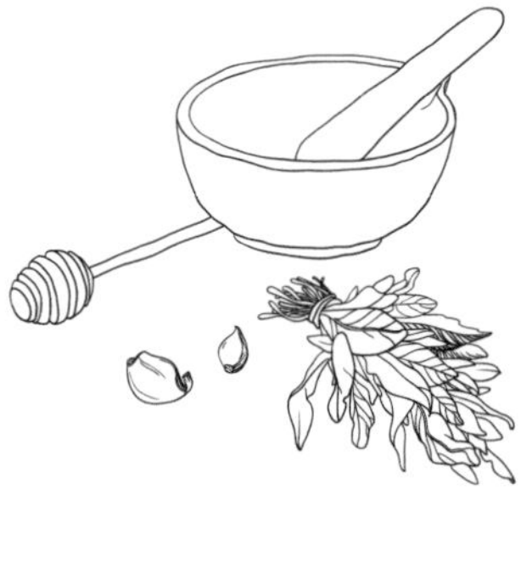

地位，心的地位等同於君主、帝王，人要有心才成活得下來，等於一國要有君王才成一個國家。

而肺呢，就是宰相，一人之下萬人之上的宰相，輔佐君王來治理國家，也就是協助心治理身體。

肺在五臟六腑的地位很高，《黃帝內經》中說：「肺者，相傅之官，治節出焉。」他了解百官、協調百官，事無巨細都要管。肺是人體內的宰相，它必須了解五臟六腑的情況，所以《黃帝內經》中也提到「肺朝百脈」，就是說全身各部的血脈都直接或間接地匯聚於肺。

從上一章節我們知道，肺主氣，全身要用的氣，皆由它而來，一旦沒了氣，就沒命了。另外主水及宣發肅降的功能，將氣送至全身，也能控制氣的分布，何處弱，需要多一點氣，何處過強，需要減一些氣，這樣的工作，就像是古代的宰相，也就是現在的行政院長，幫忙打理國事。

此外，《素問．經脈別論》：「脈氣流經，經氣歸於肺，肺朝百脈，輸精於皮毛。」朝，就是朝向、會合的意思，也就是說，百脈會合於肺，即在呼吸過程中，全身血液均須流經肺經進入肺臟交換乾淨的清氣，所以肺與全身的經脈有著密切的關係。

古代名醫張景岳也提到：「經脈流通，必由於氣，氣主於肺，故為百脈之朝會。」也有醫書提到，「百脈之經氣，總歸於大經，經氣歸於肺，是以百脈之氣，皆朝會於肺也。」

肺可帶動腎肝心脾跟隨運動，所以常做正確的細長的呼吸可令臟腑運動，對身體有益。

血脈就是血管，有看過人體血管圖就可以知道它有多複雜，神經也是一樣，密密麻麻的；而經絡一樣多得數不過來。中醫說的子午流注十二條經，是主幹道，然後分支，稱為絡，絡還有分支，稱為孫；孫還有分支，這些密密麻麻分布於人體內的「百脈」，其中走的氣，受肺節制。

肺朝百脈的功能，其實和現代醫學提到的肺循環，有著異曲同工之妙。再明白一點來說，就是助心行血的功能。這也告訴我們，遇到血行不暢的問題時，除了行血、活血外，還得注意要行氣、益氣、補氣，朝這方面調理。

在中醫來說，肺絕對是一個最慢衰老的器官，因為它要負責全身的氣血輸送安排，也就是分配身體的資源養分活力等等，一旦衰老不運作，再多再好的氣血都沒用。

而**肺的調理功能，就是所謂的治節，治理調節身體，有時候其他部位的病症，就算離肺很遠，卻與肺有關，像是便祕**。中醫治法中有一項叫「臟病治腑」，就是臟的器官出了毛病問題，透過給六腑的施藥診治，能夠達到治療的效果。

中醫治病講究的是整體觀念，人體是一個有系統的整體，不是靠零件拼拼湊湊出來的機器，之間的每一個環節，例如經絡，彼此都有著不可分開的關係。

肺與大腸相表裡，肺為「相傅之官」，大腸則為「傳導之官」運化水液，所以，如果肺有熱，則會傳導給大腸，引起便祕，排便不順。相對的，如果腑熱，也會上行到肺，造成肺熱咳嗽，喉嚨腫痛等。所以，有時候我們會遇到，咳嗽、喉嚨痛等症狀會伴隨著便祕等問題。這些皆是上火的症狀，也是上病下治，臟病腑治。

在我的病人當中，曾有個小孩，整天喊著喉嚨痛，咳嗽也不止，一開始到小兒科看病，拿了二瓶咳嗽糖漿喝，卻一點起色都沒有，後來我一把脈發現，大腸有熱，這才知道，小孩子貪玩不喝水，天氣熱又乾燥，連著幾天吃炸雞等上火的食物後，咳嗽、便祕就跟著來，只是小孩子根本搞不清楚多久沒上大號叫做便祕，自然也就不緊張。

黃帝內經《素問．舉痛論》說：「百病生於氣。」說的就是許多疾病的發生，和肺有關係，是人體精氣神的氣不足，大多是氣的失調、不平衡、損傷、瘀堵所致，正所謂：「不通則淤，不通則痛，不通則病。」

中醫「金元四大家」之一的李東垣曾在《脾胃論．省言箴》指出，「氣乃神之祖，精乃氣之子，氣者精神之根蒂也……積氣以成精，積精以全神」，白話的說，「氣」是爺爺，「精」是爸爸，「神」是孫子。有爺爺才有孫子，有「氣」才有「精和神」。現代人對於「精氣神」的概念，首先要看的是一個人的肺健康與否。如果潤肺、補氣、益精、強腎，當然神足。

中醫還認為「肺主治節」。「節」是什麼？像竹節一般，規律有節奏。呼吸為什麼要如此均勻？因為身體整個經絡運行要靠肺來調整。很多運動都強調呼吸，為什麼練打坐對身體有益？有人打坐一動也不動，到最後卻一身是汗，就是因為調整呼吸的關係。另外，瑜伽、氣功等，同樣也是讓人調整呼吸。

調整呼吸能讓身體氣血運行更有力量，呼吸的速度力道，都主導著氣血運行，人體就像船隻，氣血運行比作水流，水流忽大忽小，運行在水流不穩的水道上，忽快忽慢，影響速度及安全，所以，如果呼吸不均勻，人體氣流也跟著亂，頻率就會亂七八糟，失去節奏，氣血運行的養分，也無法穩定的提供時，身體養分的滋養，時有時無，時多時少，無節奏定律可言，身體易驚慌，自然無法安寧。但若是有節奏的運行，就像划船，力量會加倍。

《素問．經脈別論》中提到：「脈氣流經，經氣歸於肺，肺朝百脈，輸精於皮毛。毛脈合精，行氣於府。府精神明，留于四藏，氣歸於權衡。權衡以平，氣口成寸，以決死生。」氣調節得當，身體自然轉弱為強，反之，免疫力下降，易生慢性疾病，甚至傳染病，身體易受外力所侵，所以，要好好保護肺。

大笑最養肺

《素問．陰陽應象大論》：「西方生燥，燥生金，金生辛，辛生肺，肺生皮毛，皮毛生腎，肺主鼻。其在天為燥，在地為金，在體為皮毛，在臟為肺，在色為白，在音為商，在聲為哭，在變動為咳，在竅為鼻，在味為辛，在志為憂，憂傷肺，喜勝憂，熱傷皮毛，寒勝熱，辛傷皮毛，苦勝辛。」

一個人的情志和身體的五臟聯繫密切，五臟主五志，肝、心、脾、肺、腎，分別對應的是怒、喜、思、悲、恐五種情緒。而前面這一段話，充分說明了肺在五志中，所展現的正是悲。

所謂「西方生燥」意指西方主秋令，秋天氣候較乾燥，所以說「西方生燥」。「燥生金」是說明秋天的自然現象是蕭條肅殺。「金生辛」，

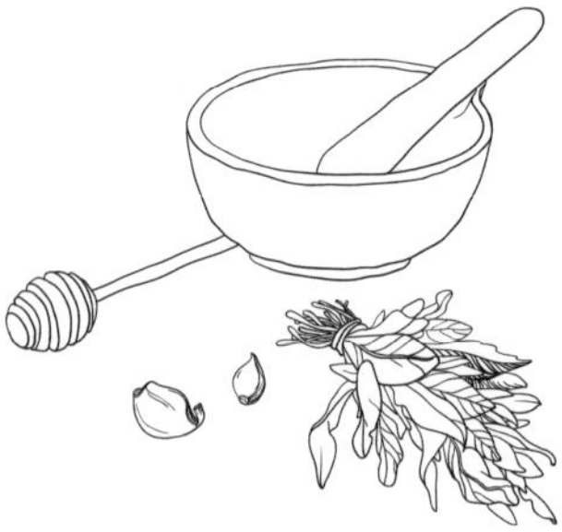

是指凡金含有辛辣氣味，辛辣之味能開肺通皮毛，去肺中寒邪，是有利於肺，所以說「辛生肺」。

另外，皮毛與腎都具有人體排泄水分的功能，故「皮毛生腎」說明了皮毛與腎的關係，即五行的「金生水」。肺開竅於鼻，所以說「肺主鼻」。一個人憂傷首先傷到的是肺，所以說「憂傷肺」。五行肺屬金，心屬火，火剋金，所以說「喜勝憂」。

中醫五行學強調相生與相剋。相生即木生火，火生土，土生金，金生水，水生木，即屬母子關係，但母子可以相生，並互相受氣，如《素問．玉機真藏論》：「五臟受氣於所生，傳之於其所勝。」意即母臟會從子臟接受病氣，如肺受病氣於腎，肝受病氣於心，相剋即「傳之於其所勝」，如肺病傳肝，肝病傳脾，脾病傳腎，腎病傳心，心病傳肺。從五行生剋的規律，可以推測疾病的病源。

當人在生氣時，覺得兩邊肋骨處疼痛，那就是怒傷了肝，在犯相思病時，就會吃不下飯，因為思傷脾；過於恐懼時會小便失禁，是恐傷腎；而肺對應的是悲則傷之。當一個人整日憂心忡忡，精神不振，唉聲嘆氣，胸悶氣短，氣微絲弱，這就是悲傷肺，過度悲傷還會造成意志消沉，損傷肺氣。

像是四大名著中《紅樓夢》的病美人林黛玉，在書中就描述她：「黛玉每歲至春分秋分之後，必犯咳嗽。」而且，吃了各種名貴藥材都治不好，肺疾纏身多年。

若從中醫角度來看，林黛玉的肺病，其實是她多愁傷感的性格造成的肺病，舉例來說，當我們很悲傷時，哭久了會沒有聲音，說不出話來，哭得上氣不接下氣，其實，這不代表傷了喉嚨，而是過度悲傷把肺氣給耗光了，因為無論是感冒時的鼻涕，或是傷心時一把鼻涕一把眼淚，涕都被視為肺的液體，外洩多了，等於肺氣流失，所以，得把肺氣養回來，聲音才會正常。

憂傷的情志，若是過於嚴重，會把一個人害死，殺人於無形，尤其現代人的壓力大，常會把憂傷放在心中，不肯外露出來，從以前就有一說，恩愛的夫妻，總會在一個過世後，另一半不到半年就會跟著過世，傳說是捨不得另一半，所以一起來帶走，但中醫來看，其實是過度悲傷，傷了肺氣後，人也就跟著沒氣了。

而在美國的研究報告也曾提到，快樂與悲傷二種心情的人群，死亡率相差35％之多，足見悲傷殺人是多麼可怕。所以，對抗悲傷，同時也是養肺的最佳方式是笑。

所謂「憂傷肺，喜勝憂」，肺在志為憂，過度憂慮會傷肺，喜能克憂，所以，養肺抗憂就是大笑，笑口常開，因為笑不僅能解憂，還能緩解身體內的緊張氣氛，心情舒暢了，悲傷情緒也就化解了。

笑能宣發肺氣，調節人體氣血升降，消除疲勞，解除煩悶。特別是在一大早時，起床時，就想想高興的事，哈哈大笑起床，順應中醫的陽氣升發特性，讓體內五臟六腑氣血順暢，所以，笑治百病，有它的道理。

第三章

常咳嗽、過敏，是肺不好的警報

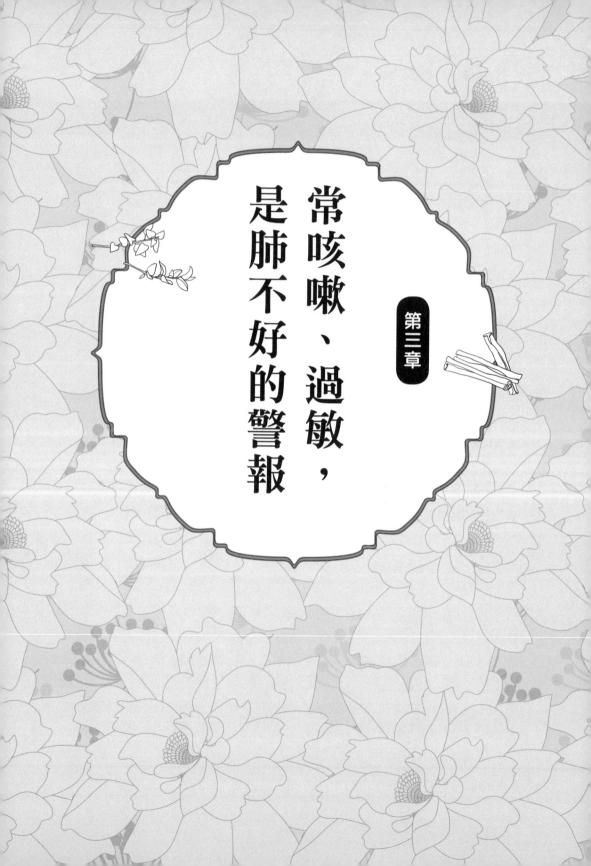

1分鐘自我檢測表：肺好不好？

- □ 容易過敏
- □ 胸常感到悶
- □ 皮膚常發癢
- □ 半夜三～五點間常睡不安穩
- □ 髮線後移，毛囊變少
- □ 皮膚易起小紅疹
- □ 便祕
- □ 頭髮變少稀疏
- □ 易累沒精神
- □ 黑眼圈重
- □ 常感覺吸不到氣
- □ 常夜咳
- □ 掉髮嚴重
- □ 皮膚變黑
- □ 皮膚變粗，枯黃無光澤
- □ 多汗，一出汗就臭
- □ 容易喘
- □ 異位性皮膚炎

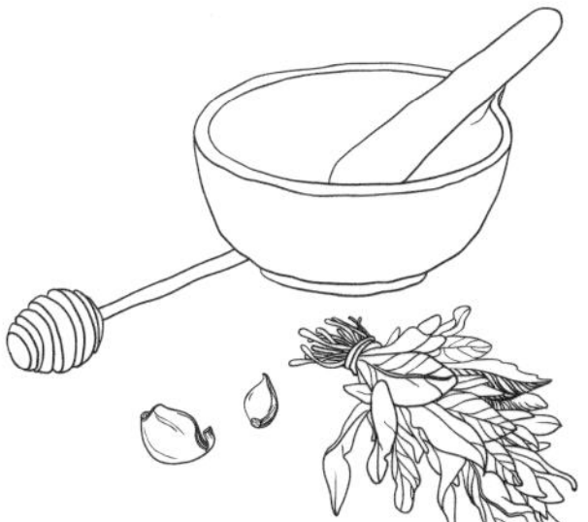

- □ 半夜常盜汗　□ 手腳冰冷
- □ 白頭髮變多　□ 胸口疼痛
- □ 暴瘦　□ 食慾不佳
- □ 嗜睡　□ 大便無力
- □ 常感心煩　□ 舌苔白厚
- □ 手腳無力　□ 小腹大
- □ 口乾舌燥　□ 怕冷畏寒
- □ 咳血　□ 吹氣無力
- □ 失聲　□ 老態出現

上述的狀況若是出現的項目愈多，就要注意一下肺，想想看，是不是有惹肺傷心的行徑，才會出現種種的症狀，若有，建議到醫院進行檢查，確保肺沒有受傷，也能讓自己生活更加安心。

有句成語「肺腑之言」，意思是我們所言出自於內心真實，完全真誠，就像是肺與腑之間，完全沒有隔開，坦誠相見，重要的是，肺腑的作用是相連相依在一起，所以彼此之間相處真誠更加重要，更該把話說的明白與清楚。

而肺臟對我們更是直接且坦白，你對它做了什麼傷害，它也會真實的表達出來，它不像是肝，總是默默承受著，肺只要一有不舒服，就會立即反應在我們的外表上，所以，肺是最會說真話的好朋友，只是也許從小到大對於肺反應的症狀太過頻繁，不知不覺中我們也習慣了，於是經常被我們忽略。

當我們的肺受到傷害時，比如吸了冷風受寒了，二話不說，一個噴嚏就來了，肺要說的是：「喔！好冷！」而發炎時，則會立即表現在咳嗽呼吸聲音等症狀上，最常聽到小兒科醫生聽診時說：「唉呀，氣管發炎了，呼吸有『咻咻』的聲音，當心會變成氣喘喔！」

日子久了，肺漸漸重傷了，我們卻依然不注意，依舊我行我素，於是，症狀就開始表現在皮膚上，皮膚變差、變黑、頭髮變粗、毛燥枯黃等，最明顯的是頭髮變少了，那就是告訴我們，肺受傷了，氣不足了。

《黃帝內經》提到，心開竅於舌，脾開竅於口，肺開竅於鼻，肝開竅於目，腎開竅於耳。也就是說，觀察這五個地方，能發現是否生病了，因此在中醫中常提到「五勞」、「六極」、「七傷」。

五勞：久視傷血，久臥傷氣，久坐傷肉，久立傷骨，久行傷筋，此五久勞所病也。

六極：氣極、血極、筋極、骨極、肌極、精極，均為虛勞重症。

七傷：太飽傷脾；大怒氣逆傷肝；房勞過度，久坐濕地傷腎；過食冷飲傷肺；憂愁思慮傷心；風雨寒暑傷形；恐懼不節傷志，謂「七傷」。

由上述可以發現各種傷肺的行徑，包括久臥傷氣，這是因為長期臥躺時，讓肺氣停滯難行，氣血阻塞，自然會影響到全身。而在六極中更可以看出，當肺氣極虛時，出現的狀況就是不喜歡說話，因為正氣少，有氣無力，凡事發懶，懶得動懶得吃，就是氣極的表現。

肺氣不會一天就虛掉，就像養肺氣也不會一天就養成，要慢慢的養，從生活習慣、飲食、環境等等基礎生活下手，畢竟肺氣也是慢慢洩掉的，所以，日常生活當中，要時時注意有沒有傷肺的行徑。

中醫強調，身體的病有些被稱為慣性病，源自於本身的一些習慣，如愛喝冰水、懶得運動，再如出門完全不在意空氣好不好，常進出空氣不佳的地方，甚至抽煙熬夜等等。

壞的習慣，是慢慢的破壞肺氣，肺也會慢慢的透露「你正在傷害我」的訊息，肺很努力的藉由外表、身形、病症等等的狀況反映著，只是你也許從來都沒有注意到。別再把咳嗽當小毛病看，別再以為感冒是小問題，吃吃藥就好；也別再以為皮膚變差是年紀大了關係。這些都是肺在跟我們說的肺腑之言，仔細聆聽，才不會辜負肺的忠心。

傷肺的七大行徑

抽煙

無論從西醫或是中醫來看，抽煙絕對是傷肺眾多行徑當中最明確的一項，煙絲中所含的尼古丁，是讓肺功能減弱的最大元凶，尼古丁黏在肺泡上，排不出去也消不掉，讓原本淡白紅的肺，變成了帶著油絲的黑色肺，想想真的很可怕，一顆被熏成這麼黑的肺，究竟是抽了多少包的煙，吸進多少尼古丁呢？

久臥

在《黃帝內經》的宣明五氣篇中提到：「久視傷血、久臥傷氣、久坐傷肉，久立傷骨，是謂五勞所傷。」文中所提到的久臥，就是睡覺睡得

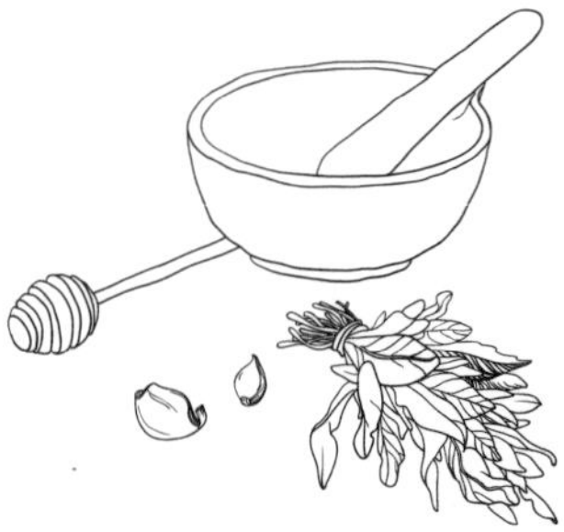

很長。有人覺得，前一天熬夜，只要接下來連續睡個二十四小時就能補回來了，事實上，不只不能補回來，還很傷肺。

因為久臥讓身體的生理時鐘全部都打亂了，脾胃該運行時，人卻睡著，造成消化不良。睡太久時，心臟跳動慢，血液循環也不順暢，氣血也跟著不足，肺接受不到足夠的新鮮的肺氣，失去彈性與活力整個功能會受損，肺功能漸漸的一日比一日差。

吃冰喝冷飲油炸食物

肺是嬌嫩的器官，怕冷怕熱，怕燥怕溼，遇到夏天時，天氣好熱灌下一大口冰水，真是暢快無比，但這時候，肺可就受不了，馬上收縮，就會引起咳嗽，經常喝冷的，吃冰，對肺是最大傷害，它得經常收縮，好的肺部運動是呼氣時縮，吸氣時脹，但冰水冷飲一經過呼吸道，肺馬上縮起來，久久才會恢復，所以，在喝冷飲時，常常會咳嗽，或是突然感到胸悶，就是這個原因。喝冰水、吃過冷的食物，都是現代人最常見最嚴重的傷肺行為，尤其小朋友們，除了過敏原外，喝冷飲也是引發過敏的主因之一。

不運動

不停的呼與吸，對肺十分有幫助，呼吸便是肺的運動。但要是碰上不運動的人，整天窩在沙發上，或是坐在電腦前，肺部長期缺乏外部的運動刺激，就會失去伸縮彈性，久了，無論是呼與吸都會感覺不順暢，所以，很多人久坐電腦前，或是上班族，天天坐著不動，會發現胸口易悶，或是肺活量感到不足，稍微走一下，爬個樓梯就氣喘吁吁，這就是不運動傷肺的結果。

過度悲傷，愛哭

中醫養生之道，講究心平氣和，勿大喜，更勿大悲，對身體都不好，尤其是悲傷過度，或是抑鬱過深的人，動不動就掉眼淚，女孩們可不要把眼淚當成武器，其實，那不只不會讓自己變強，反而傷了肺。

《靈樞．本神》曰：「愁憂者，氣閉塞而不行。」過度悲傷會造成肺氣阻塞不順，像有些人哭得很嚴重時，會喘不過氣來，整個人變得軟趴趴，甚至是昏倒，這就是肺氣虛，讓人氣血阻塞，所以，人要懂得調整心情，遇事要不疾不徐，不慌不忙，否則傷了肺，得修復許久才能把肺氣給養回來。

熬夜

肺主清肅，就是負責清潔和將人體精微往下輸送，但這得靠水的配合，才能順暢，因此，肺喜溼潤。但是，熬夜最耗體內水液，尤其是熬夜時，讓休息的器官無法獲得休息，得加倍工作時，所消耗的體力與津液是正常時刻的加倍。熬夜容易上火、口渴、口乾舌燥等，正是這個原因造成的。

而肺的排毒修復時間，在凌晨的三到五點，如果在這段時間熬夜，等於無法讓肺將毒素排出去，無法復原白天所受到的損傷，也就是無法得到休養，卻又得加班工作，當然損傷肺氣最為嚴重。所以，熬夜的人很容易得到肺病，若要是再抽煙，傷害累積會更加可怕。

經常處於油煙多、空氣品質不佳之處

醫學上發現，很多家庭主婦不抽煙，卻得到肺癌，回過頭檢視其生活環境與狀況，很容易發現，病因在廚房的油煙。所以，廚房煮菜時一定要開抽油煙機，不要為了省錢而不開，此外，如果經常會處於空氣品質不佳、粉塵多的地方，也要隨身習慣把口罩帶上，有些人怕悶熱，總是很神勇的進出空氣糟的地方，你以為停止呼吸快速通過就不會呼吸到髒空氣嗎？事實上，髒空氣可是無所不在，千萬不要貪方便而忘了保護自己。

肺的五大病症

無論西醫或是中醫，都認同肺是嬌嫩的器官，舉凡天氣變化、空氣汙染、環境改變、吃東西、喝飲料，肺很容易就受到感染生病，街頭巷弄最常見就是小兒科或是耳鼻喉科的診所，總是能見到大排長龍的人潮。

有時咳嗽咳得嚴重，伴隨著鼻塞、頭昏眼花等等，影響到了生活作息，這時大家總會覺得，看西醫效果快速一些。其實，很多肺的相關病症，從中醫觀點出發，與肺的氣脈息息相關，而不同的病證，也會呈現不同症狀，中醫在施予治療時，常會就病症下藥，看是哪裡缺了、哪裡燥了，加強補足後，肺自然能夠強壯起來，對抗病菌。

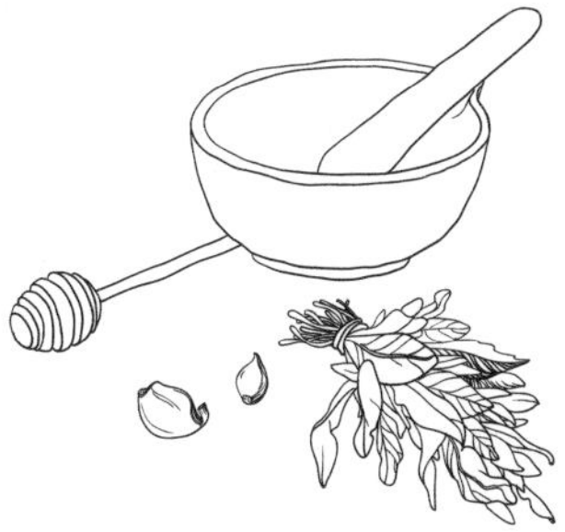

一、感冒＝外邪入侵

幾乎每個人一輩子都得過幾次「感冒」，只要稍微感到不舒服，有頭昏、咳嗽等症狀，就會覺得「我感冒了」。以西醫觀點來看，感冒是受到病毒入侵，而病毒的種類上百種，再厲害的醫生也無法一一說出來，只能依照表現出來的症狀來治療、開立處方。

現在大家最怕的流感，由流感病毒引起，流感的病症來得又快又急，這種急性的呼吸道傳染疾病，最常出現頭痛、發熱、肌肉痠痛等症狀，因為發病時常常又快又猛，所需的治療時間又比一般感冒來得長，甚至很容易引發併發症，造成死亡，另外，感冒與流感因為初期症狀相似，很多人會輕忽了流感症狀，造成治療的延誤，讓病情惡化，因此才會讓大家更為害怕。

在中醫而言，無論是感冒或流感，都是外邪入侵。我們從小被灌輸的觀念就是「天氣冷了，要多穿衣服喔，否則吹了風會著涼喔！」或是，淋了雨後要趕快換掉溼衣服，要不然吹了風會感冒著涼生病。

而受涼的說法，與中醫對感冒的看法是外邪入侵肺部的意思相符合。《黃帝內經》記載，「風者百病之長，至其變化，乃為他病也。」一就是指，風邪會在身體內引起一連串病因，是萬病之源。

中醫有六種外邪：風、寒、暑、溼、燥、火。所謂的六邪，指得是自然界中六種不同氣候的變化表現，稱為「六氣」，但是當表現異常時，造成人體負荷不了而導致生病了，就是「六邪」。

六邪入侵人體時，根據它侵犯不同的身體系統就會出現不同的病症，像是呼吸道就是咳嗽、流鼻涕；要是進入到腸胃系統，就會造成拉肚子，被稱為「腸胃型感冒」；而進到頭部就會頭痛、頭昏等等。

六邪	好發季節	病症
風	春	頭暈、發冷、發熱、流汗
寒	冬	畏寒、手腳冰冷、發熱、腹瀉、黃痰
暑	夏	頭暈、發熱、口渴、煩燥
溼	長夏	水腫、胸悶、易累、口黏
燥	秋	皮膚乾燥、毛髮乾枯、眼睛乾、乾咳、
火	四季	體熱、口渴、心煩、牙齦腫

不同的風邪，好發的季節、表現的病症都不相同

六邪是從肌膚或口鼻等，由外而內入侵人體，「風邪」是百病之首，常衍生出其他病症源頭。不同時節也會有不同邪氣入侵，像是冬天時多是風寒，春夏交替時，多為風熱，夏天暑熱為主，到了秋天則是燥熱為主。

六邪之所以能夠入侵人體，引發感冒，最主要原因在於人體的抵抗力，所以，中醫在調理上，遇到季節交替，冷熱交換之時，就會補強人體的不足，只有讓自身具備足夠的抵抗力，才能抵抗所有的外邪，這也才是根本之道。

千萬別以為，每次感冒就是使用相同的藥方，中醫把感冒分成風寒、風熱、暑溼三種感冒，依照不同的風邪，所下的藥方也有所差異。

1. 風寒型感冒

當被雨淋溼時又吹風，或是夏天滿身大汗立即進到冷氣房內時，就屬於風寒感冒。**病症初期容易有畏寒、頭痛、肌肉痠痛、喉嚨癢等症狀。**

漸漸的，會出現咳嗽、鼻塞、流鼻水、喉嚨有痰等。

這時中醫開的藥方，會以紓解體表寒氣為主，以溫熱的食物來做調整，像是生薑。這時來一杯薑母茶，最能驅走體內寒氣，並通暢肺氣。

茶飲方——黑糖薑母茶

材料：老薑1～2片、紅棗6顆、黑糖適量。

作法：將所有材料用500毫升的水沖泡後即可喝。

作用：去除體內風寒。

喝法：趁熱喝，勿冷飲。一天可飲一～二杯。中午前喝最適宜。

---

2. 風熱型感冒

風熱型感冒，就屬於病毒入侵，就像平時大家常覺得，怎麼會無緣無故開始咳嗽頭痛等等，其實病毒圍繞在身邊，等到我們抵抗力差時，它就開始攻擊。**症狀以頭痛、咽喉腫痛、發燒、黃鼻涕、鼻塞、口渴、咳**

嗽痰黃等為多。

針對風熱型感冒，中醫會以宣肺清熱為主，以涼性的食物或藥材紓解體表之熱，通暢肺氣，化痰止咳，像是薄荷、桑葉、菊花、甘草、蘆根、牛蒡等。至於飲食方面要盡量清淡而富有營養，切忌吃生冷寒涼食物，煎炸辛辣要避免，注意營養均衡。

茶飲方——桑菊枸杞茶

材料：熱水500毫升、桑葉1.5錢、菊花1.5錢、枸杞1.5錢

做法：①將菊花、桑葉及枸杞洗淨備用。

②菊花跟枸杞以熱水沖泡入味後依個人喜好酌量加入冰糖或是蜂蜜即可。

作用：具有散風清熱、平肝明目效果，可用於治療風熱感冒、頭痛眩暈、咽乾。

3. 暑溼型感冒

暑溼型感冒在夏天常見，大多因溫度差異引起，所謂的「熱感冒」，因夾帶溼氣，暑溼傷表，所以**身體發熱**、**痠痛**、**頭昏重脹痛**、**胸悶**、**噁心**、**咳嗽痰黏**、**鼻涕濁濃等**。

預防熱感冒，平日須攝取足夠的水分、蛋白質等，並且要有充足的睡眠，盡量少吃冰，來提升人體的免疫力，減少感冒的機會。另外，如果想要驅風、健脾，可以食用蔥、薑等食材，幫助身體抵抗寒氣。

其實，就感冒而言，《黃帝內經》提到：「上古之人，其知道者，法於陰陽，和於術數，食飲有節，起居有常，不妄作勞，故能形與神俱，而盡終其天年，度百歲乃去。」也就是說，平時注意天氣變化，均衡飲食、勿過度勞累、宜運動增強免疫力，才是最佳的應對感冒之道。

茶飲方——防風甘草茶（適合輕度感冒者）

材料：防風1.5錢、甘草1.5錢、黃耆3錢。

作法：將所有材料沖淨，加入1公升沸水、冰糖適量後，燜十～十五分鐘後，代茶飲。

功效：祛風固表，本方適用於四時感冒輕症，亦可作為預防感冒之用。

二、肺實熱證＝過敏性鼻炎

現代父母最擔心小孩，就是早上起床打不完的噴嚏、鼻涕直流，眼睛鼻子都很癢的過敏性鼻炎，就是屬於肺經鬱熱、肺實熱證的標準表現，此外，面紅目赤，口乾煩熱，小便黃赤，便祕等等也都是。

就中醫而言，過敏最大的主因是體質，先天失調，造成過敏體質後，影響到臟腑功能失調，肺脾腎三臟皆虛損。由於肺經的鬱熱無法排出，停留在身體內，久而久之，體內火氣自然大，這就是我們俗稱的上火。

出現肺熱的症狀時，急性的話可能是急性蕁麻疹，慢則是皮膚過敏或是鼻子過敏等。症狀較輕時可以用水梨、荸薺、菊花、金銀花、羅漢果等甘寒生津之品來清熱去火。或看體質需要常煮綠豆水來喝，排毒去火都非常有效。

食方——雪梨銀耳湯

材料：雪梨1個、銀耳6錢、貝母1.5錢、蜂蜜適量。

作法：銀耳泡水變軟後，去根部並洗淨，撕成小片。將雪梨去皮，切成多塊。再把銀耳片、雪梨塊、貝母放入碗內後，放入電鍋蒸三十分鐘，即可取出，食前放入蜂蜜。

功效：滋陰清肺、消痰降火。

三、肺炎＝肺陰虛

肺炎從西醫來看，就是指細菌感染後，病症持續加重，導致身體不適的反應，只是大家通常都以為是穿太少了，感冒造成了肺炎等等，其實，感冒與肺炎不同。

引起感冒的主因是病毒，而肺炎則是細菌。常會碰到病人說，自己先是感冒好久都無法痊癒，才會引起肺炎，其實，就中醫的觀點來說，病人在感冒時，身體抵抗力下降，才讓我們周遭身邊的細菌大舉入侵，引起肺炎。

肺炎細菌一直都處在我們身邊，會造成的主因，是身體抵抗力差，也就是，肺氣虛，無法達到防衛的功效，遇上邪氣後，造成肺氣抑鬱，立即發病。

由於肺炎嚴重時，會造成膿胸、呼吸困難，死亡率高達二成，老人家及小孩要特別注意，因為**老人家肺氣較虛，小孩則正值成長發育，抵抗力仍不足，所以被視為是肺炎危險族群，尤其是天氣轉換之際，一定要特別注意**，因小感冒引發肺炎死亡的案例，總是出現在季節交替之際。

肺炎的病症名，出自於《麻疹活人全書》，又名肺閉喘咳、肺風痰喘，有咳嗽、發燒、濃痰、憋喘等症狀。除了個人體質抵抗力差的主因外，中醫也認為肺炎是外邪犯肺，再加上痰熱壅肺，沒辦法，肺所處的位置，是只要身體一有外患入侵，首當其衝的就是肺。算一算你在一生中，得過幾次感冒？為了咳嗽流鼻涕，去看過幾次醫生、用過幾次健保卡？恐怕數不清吧。

也許因為感冒在大家眼中，是很一般的小病，所以很容易就輕忽了肺炎的嚴重性，常常從感冒到肺炎時，都已經拖過一段時間，等到發覺是肺炎時，已經得住院治療。而大家也總會覺得肺炎跟感冒沒什麼差別，症狀都差不多嘛，但其實，肺炎是細菌引起，能治癒，卻得按時投藥治療才有效，很多人卻輕忽而延誤，造成死亡，這也正是肺炎的死亡率居高不下，一直被列入國人十大死亡病因之中的原因。

由於肺炎主因之一是病人的抵抗力下降，肺氣不足導致痰熱全積塞在肺之中，因此，中醫治療強調疏風宣閉，清熱解毒，並且加強抵抗力，讓病人有元氣去對抗。所以使用像是魚腥草、銀花、板藍根、黃芩等藥材來治療，而病人本身則要多休息，勿熬夜，調整飲食與作息，才能調整自身的體質。

食方——強肺化痰・小米南瓜粥

材料：西洋參3～5片、南瓜200克、小米100克。

作法：❶西洋參加入200毫升的熱開水，浸汁備用。

❷南瓜去皮切塊，小米洗淨後加水浸泡二十分鐘後，將二種材料加在一起並加入做法❶的浸汁，加水1公升，放入電鍋蒸煮三十分鐘後即可。

功效：南瓜富含大量的營養素，特別是維生素B群及鐵，能夠增強人體的抵抗力，在《滇南本草》記載，南瓜具有益氣實表，健脾潤肺，化痰排膿，治咳止喘，治療肺癰等功效。尤其是富含的胡蘿蔔素，在進入人體後會轉換成維生素A，是保護呼吸道黏膜、加強抗體的來源。肺炎治癒初期時，可多食用，加強體力，並且緩解生病時的鬱悶心情。

西洋參入心、肺、腎經，有補肺降火、養胃生津之效。

四、肺氣虛＝肺氣腫

已故藝人孫越孫叔叔，過世前飽受肺氣腫之苦，足足長達二十多年，他一直呼籲大家趕快戒煙，因為肺氣腫的主因正是抽煙。究竟什麼是肺氣腫？

從西醫來說，肺氣腫就是肺的肺泡、肺泡囊等過度的膨脹擴張，讓肺的組織沒有彈性，肺的容量始終處於飽滿空氣的腫大情況。所以，若拍X光片時，會發現肺氣腫的肺，比一般人都來得大。

當肺失去彈性，病人一直覺得吸不到氣，或是呼氣不順暢，沒有一個彈性去讓呼吸規律持續進行時，呼吸將出現問題，既吸不到氧氣，也無法把肺中的二氧化碳廢氣排出，停留在肺中，讓肺持續變大，所以，當肺氣腫產生時，相關病症像是急促，或是缺氧、頭昏等會陸續出現。

在中醫來看，肺氣腫是肺氣虛損不足，過度操勞損傷身體功能、久咳不治損傷肺臟、暑熱或重病之後，甚至是脾虛不能上升清氣於肺，導致肺氣虧少，讓肺的呼吸等功能活動減弱，形成肺氣虛證。

除了肺氣腫外，慢性支氣管炎、支氣管擴張、肺氣腫、肺心病等，都是屬於肺氣虛，主要的症狀會有咳嗽喘氣很急，上氣不及下氣，聲音低怯，因為氣不足的關係，說話很小聲，有氣無力，還會伴隨哮喘，常常會出汗等等。

明代張景岳在《景岳全書》中指出，肺氣虛的主要症狀是虛喘。肺氣虛有因「脾虛不能生肺」而成者。由於肺主諸氣而司呼吸與聲音，有輸精微至全身，通調水道作用。

因此，病理上肺氣不足，一則胸中宗氣少，呼吸失司；二則衛氣不足，衛外不固，易被外邪所侵；三是肺氣虛少不能通調水道，布散精氣，致水液失調，臟腑失養。所以肺氣虛，會影響其他的五臟六腑的功能，導致整個人失調，像是便祕、全身無力、脈虛脈弱等。

肺氣虛的人，很明顯只要稍微動一下就氣喘吁吁，呼吸氣促，也因為體質差，很容易感冒，經常畏寒、流清鼻涕，甚至引發鼻竇炎。此外，水氣運行不順，因此，容易出現皮膚乾燥、瘙癢等症狀，而腎陽不足，導致水液運行不利，也容易出現頻尿、水腫等情況。

針對肺氣虛，中醫會強調，以補益肺氣為主。常用補肺湯或人參胡桃湯，若抗外邪則加用玉屏風散。此外，患者可常吃對補肺氣有益的食物，尤其白色食物都很有幫助。像是紅棗糯米粥、瘦肉、雞湯、豬肺、芡實、山藥、黃豆等以健脾益肺。

食方——體弱肺虛．鴨蛋百合湯

材料：鴨蛋1個、鮮百合15克、西洋參1.5錢

作法：取適量水煮沸後，把鴨蛋打入鍋內，放入百合和西洋參，待蛋熟後即可食用。

功效：生病太久，身體一定虛，對抗外邪肯定無力，所以當肺氣虛時，要補肺氣，讓肺能夠扶正袪邪，才能有作戰能力。

提醒：鴨蛋百合湯，每日一次，七日作為一個治療期為佳，但高血脂高膽固醇者不宜用鴨蛋，可改用山藥。

五、肺陰虛＝肺結核

肺結核在中醫稱為「肺癆」，是一種慢性感染性疾病，病患因體弱，抵抗力差，導致肺虛，讓「癆蟲」入侵肺體造成。通常出現的症狀有：總是感覺乏力，無論睡了多久，起床後依舊有氣無力，而到了半夜卻會身體發熱，無法入眠。

生病後，身體開始慢慢消瘦，體重下降，半夜睡覺會盜汗，嚴重時被子床單會溼透，長時間咳嗽或咳痰，嚴重者血痰或痰中帶血，甚至連呼吸都困難。由於肺結核的病患身體會一日比一日虛弱，因此，長期下來，雙手無力，精神不佳，整日臥床，故民間有人戲稱是「富貴病」。

從中醫的觀點來看肺結核，主要的是肺陰虛，也稱為肺陰虧損，指肺臟的陰津虧損和陰虛火旺的症狀。肺喜潤惡燥，若肺陰不足，虛熱內生灼液成痰，卻乾無法排出，故乾咳無痰；肺陰虧虛，不能養肌肉故消瘦；津不上承則口乾舌燥。

肺主氣，是進行氣體交換的地方，肺陰虛多由久咳耗傷肺之陰液；或因癆蟲襲肺，燥熱之邪犯肺；或是汗多不固，陰津耗泄等導致。

具體來說，**肺陰虛會出現乾咳少痰或痰中帶血，胸部隱隱悶痛，長期下來患者會感到頭暈心悸、渾身無力、臉色蒼白、小便發黃帶燥熱感、舌苔發黃、口腔乾燥、身體燥熱、睡眠不寧、盜汗，因燥熱故喜歡吃冷飲、涼食。**

在台灣，肺結核一直是政府強力防治的傳染病，主要原因是西藥的治療時間，最短也長達六個月～一年，藥物副作用多，讓患者難以持續下去而停藥，一停藥，結核菌再度重生，此時，對於原本藥物已產生抗藥性。治療時間長、藥物副作用，及自行斷藥後的抗藥性，讓肺結核的病無法在台灣根絕。

從中醫的觀點來看，肺結核具傳染性，所以會建議病患不能停止西醫治療和用藥，要堅持下去，並且可以搭配中醫的治療和調理，增加自己身體的元氣與抵抗力，能讓治療的過程，較為舒服。

若要調理肺陰虛，則必須用滋肺陰降肺熱的方法，在飲食上千萬不要吃辛辣，要多吃梨、魚、芝麻、乳品等，在夏季要注意避暑，也可以用百合、銀耳加冰糖熬成粥喝效果也很好。

食方——化痰止咳．杏仁甲魚湯

材料：甲魚1隻切塊，南杏仁15克，北杏仁15克

作法：將材料洗淨後全部放入鍋中，加清水適量，大火煮開後，關小火慢火煮約二小時至有膠狀感，最後加少數鹽即可。

功效：具有滋陰降火、化痰止咳。對於肺陰虛型肺結核、咳嗽咯血有食療效果。

診斷實例

過敏讓我變成大熊貓

案例1　高小弟

年齡：10歲　職業：小學生　身高：140公分　體重：38公斤

調理重點：黑眼圈、經常鼻塞、皮膚常起紅疹、睡眠品質不佳、睡覺張口，起床打噴嚏

高小弟今年十歲，小時候愛吃奶嘴，一直吃到小學前才戒除，只是媽媽覺得很奇怪，奶嘴戒除後，他睡覺還是張著嘴，習慣用嘴

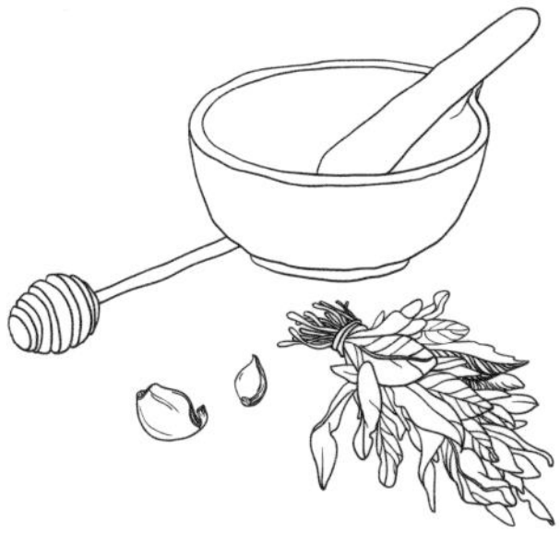

巴呼吸，起先還以為是因為奶嘴的關係，嘴巴合不起來，經常要高小弟注意，以免常常半夜口乾醒來。

後來過了一年，張嘴睡覺的習慣依舊沒有改善，甚至有時會發現，年紀那麼小的孩子，居然也會口臭，睡覺起床後，口氣味道很重，還有很重的鼻音，感覺起來就像是鼻塞，但是要他把鼻涕擤出來，又沒有鼻涕。

隨著上小學後，高小弟一起床就先噴嚏不止，喉嚨聽起來也像是痰卡住似的，鼻音、痰音都很重，喝了水後也沒有改善，原本以為是感冒造成的，吃了幾次感冒藥，睡覺會流很多的汗，背後都溼了。

觀察幾個月後，發現高小弟黑眼圈也出現了，原本以為是睡覺不足，但其實他都在十點前入眠，按理來說，睡眠應該足夠，後來發現，高小弟在睡覺時經常要疊高枕頭，入睡後也常翻來覆去，媽媽這才覺得，這孩子應該是鼻子有問題。為了不要影響未來及功課，才由西醫看診轉為尋求中醫。

聽吳明珠醫師怎麼說

高小弟來看診時，光看到他的臉色，再加上熊貓般的黑眼圈，我就知道，這孩子體質又溼又寒又瘀，很多的溼寒氣都積在體內，尤其是肺部，所以，才會造成痰溼積在肺部鼻子經絡之中，散不掉又化不去，影響孩子的生活作息。

再加上小孩子愛吃甜食及喝飲料，**甜食和冷飲都是肺部最大的殺手**，尤其在小孩的成長階段時，肺部的經絡運行，只要一碰到冰冷的食物，運行就會變慢，原本該排出去的溼寒氣就積在體內，影響發育。

高小弟的媽媽也說，高小弟平時在家不愛喝水，最愛喝汽水飲料，愈冰愈愛，家裡的阿嬤也寵，冰箱冷凍庫總是放滿冰淇淋，任由高小弟吃到飽，還好，阿嬤寵孫之餘總會要求高小弟吃完飯後，才能吃零食，基本上，營養還算健全。所以才能長得又高又壯。

只是肺部的寒溼無法排出，造成高小弟有了習慣性的過敏性鼻炎，長期鼻子不通，才會讓他睡眠不安穩，翻來翻去的。

而會這麼翻來翻去，其實就是鼻過敏造成，呼吸不順暢，自然得不停的換姿勢讓呼吸順暢，才能安睡，由此看來，高小弟過敏並非一天兩天的事。所以，得要慢慢調理體質，不能用重藥，否則太傷身體元氣。

吳明珠教你對抗過敏性鼻炎

生活細節

造成小孩子過敏性鼻炎除了先天體質外，外部的生活環境也是很重要的因素，尤其現在的空氣汙染，塵蟎、黴菌、蟑螂、貓狗的毛及皮屑，是台灣常見的過敏原，除了調理身體外，家中有小孩的，應多多注意環境清潔，可以減緩過敏狀況。

家中裝潢擺設不要鋪地毯、厚窗簾，也要避免擺放絨毛玩具。塵蟎及引起過敏的黴菌，都喜歡潮溼，所以，保持居家乾燥，冷氣的濾網要經常清洗更換，確保空氣乾淨。

遇到天氣突然變冷或是空氣品質不佳時，要戴口罩出門。回家後要立即更換衣物，避免外界髒空氣進入室內，影響空氣品質。

穴道按摩

排溼氣——合谷穴

合谷穴位於手掌大拇指與食指中間的一條線上，另一個更簡單的辨識方式則是兩指合併時，顯露肌肉最豐厚的位置就是合谷穴的所在處。記得按壓的時候要往關節處壓，要觸摸要骨頭才算是正確。經常幫小孩按壓合谷穴，可幫助排溼氣，改善過敏體質。

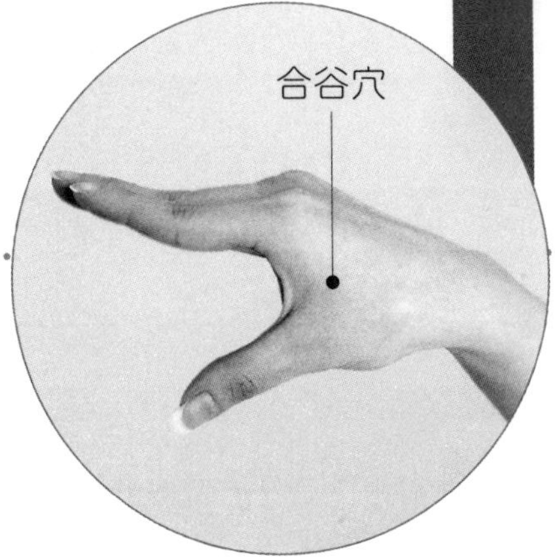

飲食

養生小點心——

枸杞蓮子紅棗銀耳羹

材料：銀耳6錢、紅棗10顆、蓮子5錢、枸杞2小把、生薑3片。

做法：

❶將所有材料洗淨；銀耳泡開，去根部，摘成小朵；蓮子泡一小時左右。

❷將枸杞以外的材料放入電鍋內鍋，倒入水，高出材料兩公分左右。

❸外鍋放一碗水，放下開關。等開關跳起後掀蓋撒入枸杞，蓋上蓋子，利用餘熱燜即可食用。

功效：

銀耳又稱白木耳、雪耳，富含維生素D和硒，且有豐富膠質，歷來作為滋補良藥，具有開胃健脾，滋陰潤燥的功效。銀耳配以紅棗、蓮子、枸杞，製成羹粥，更是滋補佳品。生薑性味辛溫，具有「養胃溫肺」的功效。

老煙槍造成氣喘

個案2　施董事長
年齡：70歲　煙齡：50年
調理重點：清肺、排毒。

我今年七十歲了，身體檢查出來結果很好，沒有三高，沒有心臟病，也沒有任何的腫瘤，平時都有在運動，高爾夫球、游泳、網球都有，到醫院做身體檢查時，醫生也說，沒有大的毛病，只是勸我，不要再抽煙了。

說起我的煙齡，真的已經半個世紀了，也就是五十年，我不太抽煙，因為我喜歡煙草的香氣，所以，都是抽煙斗及雪茄，以前我聽朋友說，雪茄是用來聞香氣，不會吸入肺裡，對肺的傷害也不大，不用擔心，當時真的以為是這樣，但是，這幾年我發現好像不是這麼一回事，因為我居然得了氣喘。

大約在三年多前，有一次運動過後有點喘不過氣來，運動時呼吸有很大的雜音，大到我都聽得自己的呼吸聲，有時還會胸悶，或是胸痛，去看醫生後，發現居然有了氣喘。我問醫生原因是什麼，醫生說，若依我的個人生活作息來看，應該主要是煙草造成的。所以希望我能戒除抽雪茄及煙草的習慣。

說實在話，我都七十歲了，過著開心的退休生活，抽煙，喝點酒已經是生活中僅有的幾項樂趣，現在還要我戒掉，真的很難。所以，我只好拜託吳明珠醫師，看看怎麼調理，讓我能夠排除煙草的傷害。

聽吳明珠醫師怎麼說

施董事長是好多年的朋友了，每回見他一次，就勸他戒煙一次，但是他總是用「年紀已經大了，剩沒幾個樂趣」的理由，來搪塞我的要求，真的叫我挺頭痛。不過，我有很多病患，都跟施董事長一樣，明明抽煙已經讓身體出現問題，卻還是不肯戒煙，所以，也只好盡量教他們，能夠讓肺部強壯，能夠排出煙草毒素的運動以及飲食方法。

抽煙之所以對身體不好，是因為煙草的尼古丁，會黏著在肺的細胞內，無法排出，久了就會阻塞肺泡，讓我們的呼吸變得不順暢，也影響肺的功能，久而久之，自然引發併發症，像是肺氣腫、氣喘等毛病了。

當然，對肺不好的壞習慣中，戒煙最重要，這也是我再三強調的。此外，在運動方面，加強肺部伸縮的彈性力度，都能讓肺的排毒功能加強，就像有個強壯的身體，自然就有抵抗力。像以施董事長的例子來看，他維持運動的習慣，對排毒非常有幫助。

其實，不抽煙就沒事嗎？雖然肺阻塞、氣喘大多是吸煙者，但也並非吸煙者的專利。其他常見的病因，像是空氣汙染，如長年燒香拜拜、長時間待在粉塵環境、經常吸入烹飪時的油煙等，都是需要留意的高危險群。

吳明珠教你有效強肺

運動

游泳

游泳時的換氣動作，口吸鼻呼，可增強肺部的力量與彈性，所以，游泳是個對肺相當好的運動。

飲食

茶飲——清肺．養生枇杷茶

材料：黃耆3錢、枇杷葉2錢、陳皮1錢、魚腥草2錢、當歸1.5錢、水800毫升

作法：將所有材料煮十分鐘後，放溫當茶飲用。

功效：魚腥草和枇杷葉是傳統的清肺藥材，能吸附體內的髒東

西；當歸有助於細胞代謝；黃耆可以促進發汗；另外加入陳皮有助於護胃、避免腹瀉。

穴道

拍打肺經

有肺方面疾病的患者，可以沿著肺經的經絡，以空掌輕輕拍打按摩，一般來說一次拍打十～二十分鐘，慢慢增加即可。吃太飽不宜拍打，睡前不宜拍打，因為拍打後人會興奮，因此最佳的拍打時間是早上起床後。一開始拍打時手法要輕，等到身體適應了，耐受力增加了，再逐漸增加力度。拍打的原則是順著身體，從上而下、從近到遠，自己為自己拍打更容易控制力度，不易導致損傷。

手太陰肺經的循行：

起於中脘部，下行至臍（水分穴）絡於大腸，複返向上沿胃上口，過橫膈膜，直屬於肺，上至氣管、喉嚨，沿鎖骨橫行至腋下（中府、雲門二穴），沿上肢內側前緣下行，至肘中，沿前臂內側橈骨邊緣進入寸口，經大魚際部，至拇指橈側尖端（少商穴）。

分支，從腕後（列缺穴）分出，前行至食指橈側尖端（商陽穴），與手陽明大腸經相接。

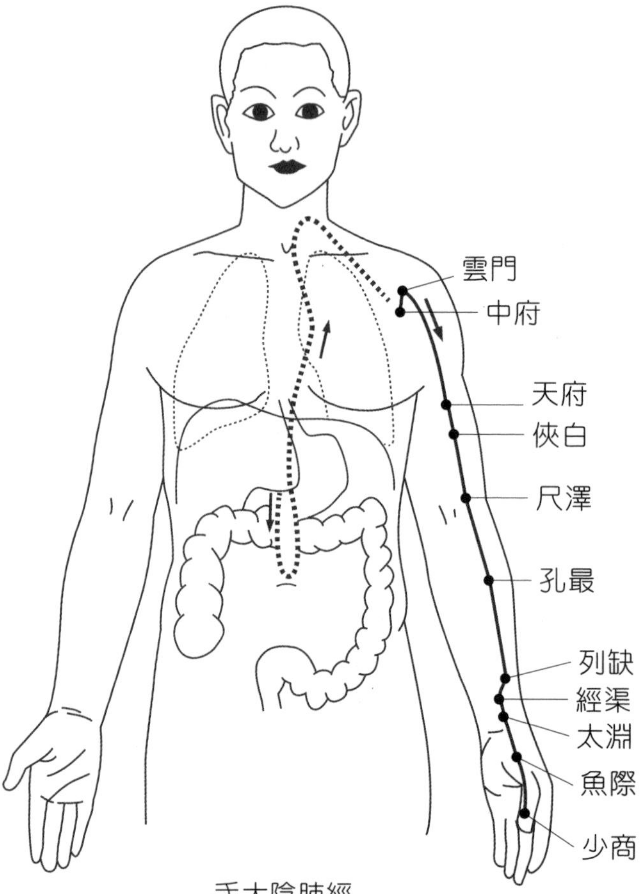

手太陰肺經

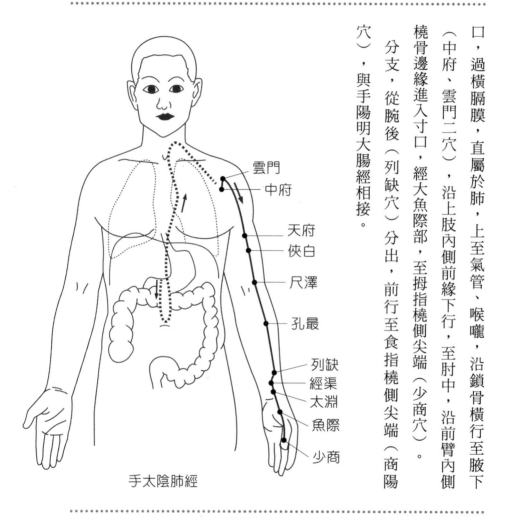

經常感冒，吃不胖的竹竿人

個案3　Tommy
年齡：38歲　職業：旅遊業者　身高：183公分　體重：55公斤
調理重點：肺陰虛

我是開旅行社的業者，從領隊到導遊，從業將近十年後，才自己開業當老闆。過去旅行業最景氣的時候，一個月可帶三團到國外去，東南亞、中國大陸都去，世界各地氣候不一樣，忽冷忽熱，讓我經常感冒咳嗽，所以，我的包包裡經常放著感冒藥，以備不時之需。

客人到外地時，總愛叫我帶他們去夜店玩，就這樣一到外地，總要熬夜喝酒抽煙，隔天一早又得早起打理團的事務。

一直以來，我都以為自己是吃不胖的體質，我很會吃，一天吃個五餐以上，每餐又是米飯，又是大魚大肉，但怎麼吃都不會胖，我身高一八三公分，體重卻永遠都在五十五公斤上下，所以，客人替我取了竹竿哥的外號，腿又長又細，老被笑要是女人就成了名模。

我一直能吃又很瘦的狀態維持了很多年，直到最近開始，夜裡會盜汗，明明就不熱，怎麼半夜睡著睡著背就溼了一半，還得起來換衣服，白天很沒有精神，晚上卻會睡不著，臉色很慘白，常被笑快從竹竿變吸血鬼了，覺得愈來愈不舒服。

除了吃不胖外，平時會覺得胸悶，常感到呼吸困難，那時只覺得，可能是工作壓力太大了，常常去喝酒唱歌，當做消除壓力的方式，只是隔天胸悶的更難過。

後來，去醫院進行身體檢查照X光時，醫生發現肺有陰影，一度懷疑是肺結核，還好進一步檢驗後，是初期的肺纖維化，要我長期追蹤注意觀察。我這才發現，原來人操過頭了，也會傷了肺。

聽吳明珠醫生怎麼說

竹竿哥的問題，其實很明顯，長期過度操勞之下，加上生活作息不正常，日夜顛倒，首當其衝的，自然是傷害到肺。以中醫觀點來看，經脈在清晨三～五時走到肺經，偏偏他這時候還不肯休息，長期操勞下，造成肺陰虛，加上喝酒抽煙等壞習慣，簡直把肺給操壞了。

還好竹竿哥能吃多吃，用吃來補充過勞的肺，才能讓肺的問題，還未及到肺結核，不過，若還不肯改變生活習慣，或是進行調理，很快的肺結核就會找上身了。

肺纖維化的原因很多，在這個案例中，主要就是過去的生活作息，造成**肺受傷了，復元後的傷口疤痕，沒有修復好，無法讓肺的細胞恢復，才會往纖維化發展**，所以，當我們感冒或是支氣管炎時，一定要好好配合醫生治療，千萬不要以為吃了三天藥，沒有咳嗽等症狀了，就停止吃藥，像這樣反反覆覆的發炎，就會造成肺的細胞受傷。

從中醫的觀點來看，竹竿哥主要是肺陰虛，肺臟的陰津虧損和陰虛火旺。記得他第一次來看診時，滿口煙味伴隨著口臭味，虛火旺，加上身體的溼熱積痰無法排出，導致他的身體很虛，只要稍微一吹風，或是天氣變化，他的身體就有毛病。

其實，現代人大多都有跟竹竿哥一樣的毛病，只是症狀輕與重的不同而已。生活壓力大、生活習慣作息不正常、煙酒、夜生活都來，肺臟得一一承受，實在是很辛苦。大家真的要好好思考，這樣的生活到底值不值呀。

吳明珠教你補肺強身

運動

耳朵運動

古代醫書《類證治裁》說，肺為氣之主，腎為氣之根，肺主出氣，腎主納氣，人體吸入的宗氣最後跑到哪裡去了？就是到腎裡封存了。所以，只要腎氣充足，納氣正常，呼吸就能長而有力。肺要健康，也要伴隨著腎有力，才能納氣。

而耳為腎之官，是腎的外在表現，你看耳朵的形狀和腎相似，也是左右各一個，所以，想要養肺，就先把腎養好，可以藉著耳朵的運動，來加強腎的經絡運行，促進氣血運行。

經常用雙手搓耳朵，拉耳垂，按壓耳窩，用手掌由後往前掃外耳，一天數次，都是有助氣血運行的耳朵運動，而這也是古人流傳許久的養生方法。

飲食

補肺益腎茶

材料：太子參3錢，麥冬1.5錢、陳皮1.5錢、五味子1錢

做法：所有材料沖淨，以1公升的水煮沸，待溫涼即可飲用。

功效：滋補肺心腎，益氣養陰。

太子參補肺健脾、大補元氣；麥冬養陰潤肺，益胃生津，《別錄》當中提到：「強陰益精……保神，定肺氣，安五臟，令人肥健。」五味子酸溫，入肺腎二經，有斂肺滋腎，生津收汗澀精之功，是肺腎雙補之要藥。

第四章

吳明珠的養肺術

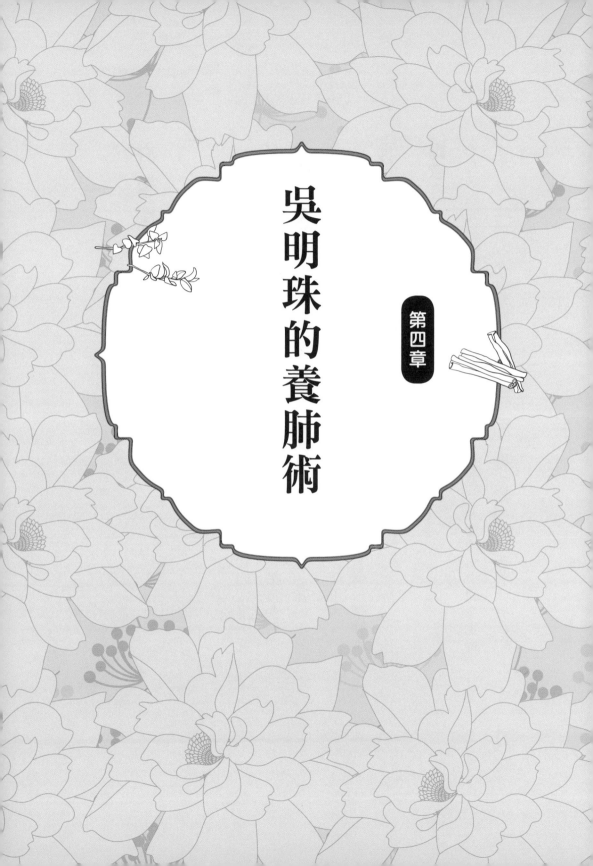

好習慣來養肺

肺臟是非常辛苦的器官，每天二十四小時不休息的在幫我們做事，就算睡覺時間，肺還是在呼吸，永遠不停息的運作，還得守住最重要的門戶，把一切外來的病菌，在第一關先擋住過濾下來，真的是「鞠躬盡瘁死而後已」。肺是直到死亡那一刻，最後才收工的器官，如此的忠心，怎麼能不好好善待？所以，趕快戒掉不好的習慣，培養好習慣，讓肺不再感到委屈。

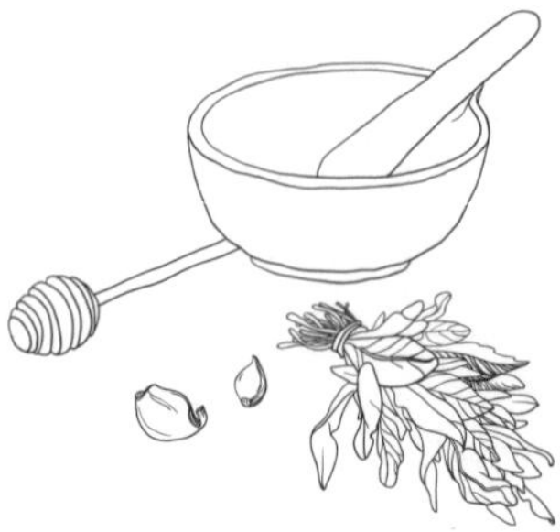

唱歌

有病患問我，聽我的說話聲音，非常宏亮有力，怎麼練出來的？我說唱歌呀。平時我在家裡，或是在車子上，一個人的時候，就會大聲的唱歌，這是一個非常好的練肺運動，不僅可以讓心情愉快，還能把肺氣給練起來，一舉兩得，大家可以試試看喔。

吹奏樂器

有個病患本來也是支氣管炎的患者，後來，他因為興趣，跑到新竹學薩克斯風，想不到吹著吹著，現在不僅支氣管炎好了，還能夠參加樂團，四處上台表演，有次他回來看我時，還得意洋洋的說，現在完全不怕支氣管炎，是非常有氣的男子漢了。

其實像樂器，長笛、陶笛、喇叭等吹奏的樂器，都是可以用來做為練肺的工作，唱歌也好，吹奏樂器也好，因為在呼與吸的過程當中，都能讓腹部肌肉，與胸腔的橫膈膜相互配合運作，有規律的放鬆、收縮，對肺部的器官細胞，有著非常大的幫助。

在收縮之間，肺泡及肺囊得到最大的收放空間，在唱歌或是吹奏樂器時，有時必須使上大一些的力道，這讓肺氣竄流在肺部，有別於平時說話的力道，衝擊力能把廢物衝出來，達到清肺的效果，所以，有時候，大家在開心，大聲唱歌時，會咳出痰，那都是正常情況。

細嚼慢嚥七分飽

養肺，要「富養」。

肺喜歡潤，烹飪方式建議多蒸、燉、煮，少煎、炒和油炸。保留食物的水分，肺就會喜歡吃，吸收得快。但是，為了讓肺可以充分吸收養分，吃東西時得要慢慢嚼，食物咀嚼不細，消化道得多一個強烈反應，產生更多的消化液，才能把食物化解，所以也會產生較強的刺激。

而且，吃得快，常常意味著會在食物剛做好時就開吃，很容易就燙傷，怕會傷及口腔、食道黏膜等。雖然燙傷了會自然修復，但是，若反覆受刺激，會有食道癌的風險，所以，細嚼慢嚥除了有益養肺，更是養身體的不二法門。

另一個好習慣，就是七分飽。過度的食物進到胃裡來，會讓胃感到不舒服，而肺為了要讓食物消化，得加緊火力的輸送肺氣到胃、大腸等器官，讓肺氣耗失不少，所以，只吃七分飽，可說是對五臟六腑都好。

吹氣球養肺

西醫在治療肺病時，都會建議患者以吹氣球來養肺的力量，畢竟透過藥物只有治療的作用，對於肺的功能與強壯卻完全沒有幫助，所以，有咳嗽、氣喘的人，平時不宜激烈運動，以吹氣球養肺是最好的。

先深呼吸一口氣到最底，屏氣後對著氣球口慢慢吹，直到氣吹完為止，再深呼吸一口氣，再繼續吹。同樣的動作，重覆約十五次以上，每天約十分鐘，一天練習三次以上，速度及吹氣量都不必太在意，主要是為了鍛鍊肺的活動力量。

吹氣球的練習，講究的是每天做，做到一定的要求數量，吹氣球能減少肺內殘餘氣量，改善肺功能。

喝溫水

衣服髒了要用水洗，蔬菜水果在吃之前也要用水沖洗，水不但能滋養萬物，也能清洗萬物，我們在外面奔波了一天，免不了身體會有灰塵，特別現在空氣汙染嚴重，不論是外在，或是吸進身體之內的空氣，都得想法子沖洗，身體要洗澡，體內也要清洗，因此，多喝水，而且是溫水，對於身體的新陳代謝是最佳的方法，也是養肺的好習慣。

戴口罩

空氣裡充滿著我們看不見的灰塵，尤其是現在的懸浮微粒 PM2.5，不僅危害人體，引起咳嗽、氣喘等呼吸道疾病，更可能是致癌因子。因此，為避免讓自己置身在危險汙染之中，出門戴口罩，已成了養肺必備的好習慣。

人在日常生活中，可以少吃、少喝，卻無法不呼吸，所以，養肺的好習慣，就是每天出門前，注意一下今天的空氣品質，最好是出門就戴著口罩，減少空氣汙染的危害。至於口罩選擇上，只要標示為醫療用的口罩，基本上就能保護自己的呼吸道。在戴時記住要貼合口鼻，更重要的是，要經常更換，不要一直重覆使用，否則舊的口罩附著太多的塵埃，反而起不了保護作用，變成傷害來源。

五色應五臟，白色最養肺

我曾遇過一個病患，是個年紀大、記性不好的老奶奶，她是個慢性支氣管炎的病人，只要天氣一變、冷風一吹，或是空氣很糟時，就容易有咳嗽、積痰的情況。

有一次，台灣發出PM2.5的紫爆警告，這老奶奶沒躲在家裡，卻跑來診所，我才發現老人家哪裡懂紫爆，她只知道那天整個呼吸不過來，一直猛咳太不舒服了。

後來，除了給予中藥治療外，我就叫老奶奶平時多吃一些滋養肺氣、清肺的食物，像是白蘿蔔、雪梨……等等。想不到隔天她又跑來，因為她聽了我說那麼多，只記得兩樣，現在忘光了，急得再跑來問。

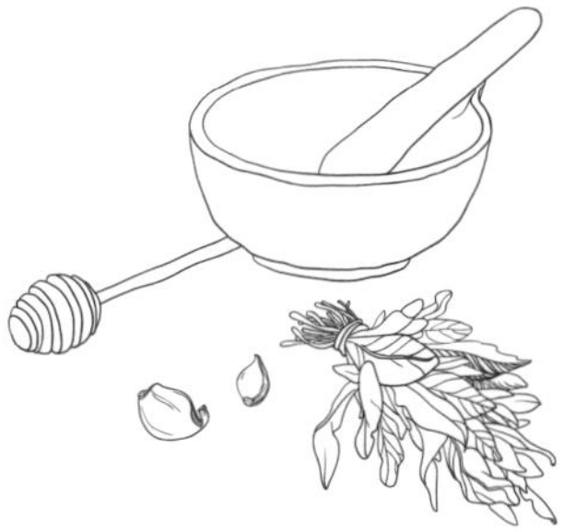

中醫主張五色應五臟，白色對應到肺經，養護肺臟多吃白色食物是重

要的養生原則，於是我就問老奶奶，有什麼食物是白色的呢？這對下廚房幾十年的老奶奶來說，太容易了，她不假思索的說了白米、洋蔥、大蒜、香蕉、白芝麻、白蘿蔔、冬瓜、竹筍、花椰菜、蓮藕、豆腐、梨子、銀耳、荔枝、百合、白果、蓮子、山藥、牛奶、甘蔗、茭白筍、高麗菜等等，說了一大堆，當時我就告訴奶奶，這些都是養肺的食物。

這樣記就很好記了吧？相信大家都能夠記得下來了。甚至可以再去想想，還有什麼食材是白色的。

在中醫養生理論中，根據五行理論，把自然界的五味：酸、苦、甘、辛、鹹和五色：赤、青、黃、白、黑，與眾多事物屬性關聯在一起。人生活在天地之間，是整個物質世界的組成部分，應和大自然融為一體，所以，人體五臟與大自然的五色有著密切關係。五色應五臟，而白色則是對應肺臟，所以養肺多吃白色食物。

白色的食材多富含水分，含有豐富的植化素、纖維素及抗氧化質，利於補水，能滋陰潤燥，溫肺養肺，清肺抑火的作用，還可維持正常血壓，降低膽固醇，抗發炎，且可提高免疫功能預防潰瘍和胃癌，保護心臟。另外，自古以來，白色始終是神聖和真理的象徵，具有新生與純淨的意涵，這呼應著肺臟所需要的空氣必須乾淨無瑕，才能夠得到滋養。

藥食同源，十種調肺止咳的好食材

肺熱咳嗽——

梨

有清熱解毒、潤肺生津、止咳化痰等功效，生食、榨汁、燉煮或熬膏，對肺熱、肺燥咳嗽、痲疹及老年咳嗽、支氣管炎等症有好的治療效果。若與荸薺、蜂蜜、甘蔗等榨汁同服，效果更佳。

石榴

有生津、止煩渴作用。凡津液不足、口燥咽乾者，可用石榴搗汁或煎

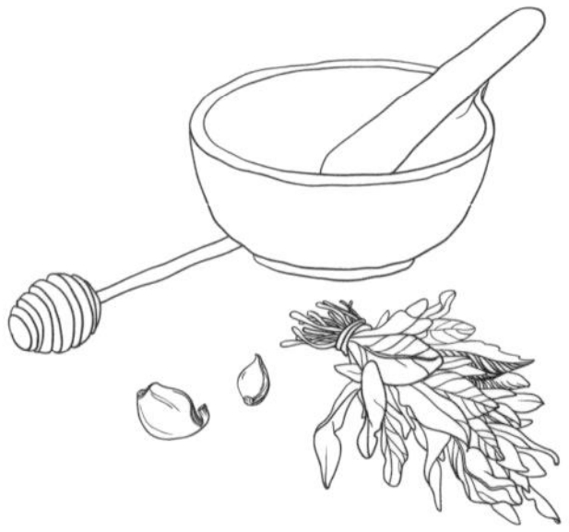

湯飲，能清熱解毒、潤肺止咳。

豆腐

有清熱潤燥的作用。《醫林纂要》云：「豆腐清熱，止咳，消痰。」咳嗽屬於風熱或肺熱者尤宜。

冬瓜

冬瓜性涼，能消痰、清熱。《滇南本草》中說：「冬瓜潤肺消熱痰，止咳嗽。」凡風熱咳嗽或肺熱咳嗽者，均宜選用冬瓜煨湯食用。

絲瓜

絲瓜善於清熱化痰，對咳嗽痰多、痰稠色黃的熱咳者尤為適合。這是因為絲瓜的植物黏液裡，含有一種皂素，具有除痰化痰的功效。凡屬肺熱或風熱犯肺的咳嗽之人，常吐膿痰，宜用絲瓜煎湯服。

竹筍

性味甘寒，有清熱化痰作用。如《本草求原》中說：「竹筍，甘而微寒，清熱除痰。」《隨息居飲食譜》亦云：「筍，甘涼，開胸消痰。」因此，風熱咳嗽或肺熱咳嗽之人，最宜食用。

白蘿蔔

蘿蔔為十字花科草本植物，性平微寒，具有清熱解毒、健胃消食、化痰止咳、順氣利便、生津止渴、補中安臟等功效。

肺燥咳嗽——

杏仁

秋天易於被秋燥耗傷津液，引發口乾舌燥。杏仁可潤肺、止咳，對乾咳無痰、肺虛久咳等症有一定的緩解作用。杏仁分南杏仁與北杏仁，其中，北杏仁潤肺效果更勝一籌。

百合

中醫認為，百合補益心肺。有肺虛咳嗽、乾咳無痰或因秋冬季節乾燥而感冒咳嗽者，都適宜吃百合。吃百合的方法很多，除了磨粉當早餐吃，也可以當菜肴吃，如蝦仁炒百合，特別適合肺病緩解期患者食用。

肺虛久咳——

花生

花生性平，味甘，善補肺氣，又能潤肺，適宜肺虛久咳之人食用。《滇南本草圖說》認為：「花生補中益氣，鹽水煮食養肺。」《本草備要》說它「補脾潤肺」。《藥性考》還說：「生研用下痰，乾咳者宜餐，滋燥降火。」所以，凡肺虛之人，不分肺氣虛或肺陰虛，都適宜用花生水煮服食。

中醫常用的養肺好藥材

在看診時，下列幾種藥材是中醫在養肺潤肺時常用的中藥材，但是因為每一種都是藥材，在應用的時候要注意不能過量，最好還是先詢問過醫師，不要隨意使用，否則對身體的危害也是很大的。

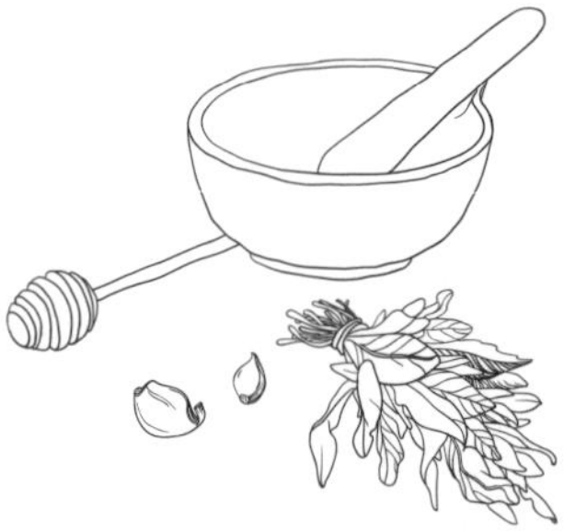

西洋參

西洋參性苦、微甘而寒，入心、肺、腎經，有補肺降火、養胃生津之功。《醫學衷中參西錄》言其：「性涼而補，凡欲用人參而不受人參之溫者，皆可以此代之。」

服用西洋參要注意：一不能喝茶，因為會讓藥性下降；二是服後不宜吃蘿蔔，因蘿蔔是破氣的，而西洋參是補氣；三是畏寒、手腳冰冷者、腹瀉、胃有寒溼、舌苔膩濁者不宜選用。

川貝

川貝具有清熱潤肺、化痰止咳、散結消腫的功效。《本草匯言》中論述認為：「貝母，開鬱、下氣、化痰之藥也，潤肺消痰，止咳定喘。」它多用於緩解燥咳。川貝味甘、苦，性微寒，治療陰虛燥咳效果較好。

麥冬

麥冬性甘寒質潤，能養陰生津，潤肺清心，既善於清養肺胃之陰，又可清心經之熱，是一味滋清兼備的補益良藥。**養陰潤肺、益胃生津多用去心麥冬，清心除煩多用連心麥冬。**

黃精

《本草綱目》指出黃精能補中氣，除風溼，安五臟，補五勞七傷，強筋骨，耐寒暑，益脾胃，潤心肺。單品蒸後曬乾服食能潤肌膚，能寬中益氣，調養五臟，使肌肉充健、骨骼堅硬、氣力倍增、面色紅潤。

玉竹

玉竹味甘、性平，入肺、胃二經。具有滋陰潤燥、除煩止咳之功效。用於熱病傷陰、肺胃燥熱、咳嗽少痰、心煩口渴、虛勞發熱、消穀易飢、尿頻、筋脈失養攣痛、素體陰虛、風溼自汗、勞瘧寒熱等症。水煎代茶飲，也可與大米一起煮粥食用。

款冬花

款冬花性味辛、溫，入肺經，有潤肺下氣、止咳化痰之功。本品辛散質潤，溫而不燥，為潤肺止咳化痰良藥，適用於多種咳嗽氣喘。無論外感、內傷咳嗽，寒性咳嗽，熱性咳嗽，均可選用，故有治療咳嗽要藥之稱，但其以溫而不熱、辛而不燥、甘而不滯為特點，因此對於肺虛久嗽、肺寒痰多之咳嗽最為適用。

銀耳

銀耳又叫做白木耳、雪耳或銀耳子等，有「菌中之冠」的美稱。銀耳性平，味甘，是名貴的營養滋補的佳品，同時還是扶正強壯的補藥。銀耳具有補脾開胃、益氣清腸以及滋陰潤肺的功效。

沙參

沙參味甘、微苦，性微寒。歸肺、胃經。有養陰潤肺、益胃生津之功，適用於陰虛肺燥或熱傷肺陰所致的乾咳痰少、咽喉乾燥等症。同時沙參入胃經，既能養胃陰、生津液，又能益氣，因此多用於熱病後氣津不足或脾胃虛弱之口乾咽燥、食少不饑的治療。

桔梗

桔梗性味苦、辛、微溫，能促進支氣管分泌，具有止咳化痰、宣肺排膿的功效。用於肺癰胸痛、咳痰膿血、痰黃腥臭等症，有排膿之效。

如《金匱要略》桔梗湯，即以之配伍甘草，用以排膿；三物白散（桔梗、貝母、巴豆），排膿之力尤強。多配魚腥草、薏苡仁、冬瓜子等應用。

吃出好肺

二皮粥

材料：桑白皮1錢、地骨皮1錢、炙甘草1錢、米100公克、水2公升

作法：將三種藥材加水，中火煮出藥汁後，再加米煮成粥。

功效：地骨皮是枸杞的根，可以滋陰清熱；桑白皮也可以清肺熱、消水腫。

銀耳百合蓮子湯

材料：銀耳1朵、百合50克、蓮子50克、冰糖適量、水2公升

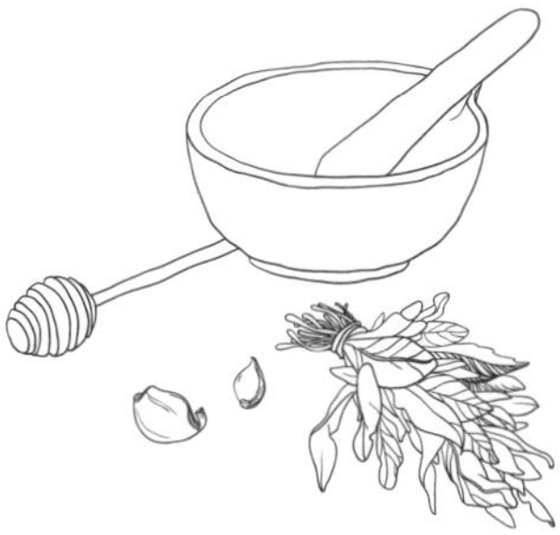

作法： ❶ 銀耳泡軟洗淨去蒂，百合、蓮子洗淨浸泡三十分鐘。

❷ 將銀耳、百合、蓮子放入鍋中，添加適量水分。先用大火煮沸後加入冰糖，改小火續煮即可食用。

重點： 可安神養心、健脾胃，潤燥功能佳。

蓮藕黃耆排骨湯

材料： 蓮藕30克、蓮子5錢、黃耆1兩、排骨100克、鮮山藥200克、水1.5公升

做法： ❶ 排骨洗淨，切小塊，放入滾水中汆燙去血水；山藥去皮、洗淨，切塊；藕節洗淨切塊。

❷ 將蓮子、黃耆洗淨，同做法❶材料加水一起入鍋燉煮，煮至肉熟爛，即可吃肉飲湯。

功效： 健脾補肺，養血潤膚通絡。

淮山芡實羊肉湯

材料：鮮山藥500克，芡實50克，帶皮羊肉600克，紅棗10顆，生薑五錢

作法：❶山藥去皮、洗淨，切塊；芡實浸泡半小時，備用。

❷帶皮羊肉洗淨，切塊，在沸水中汆燙去血水，撈起後沖洗並瀝乾水分；紅棗去核。

❸將山藥以外的材料下鍋，加入清水2.5公升，大火滾沸後改小火煲約二小時，煲至羊肉爛時放入山藥續以小火煮三十分鐘，吃時再加少許鹽調味。

重點：❶養陰益陽，健脾養肺，益精固腎。

❷羊肉性溫，中醫認為可大補元氣、補精髓、療肺虛、滋補身體。由於羊肉含的鈣質、鐵質高於豬肉、牛肉，所以吃羊肉對肺虛、氣管炎、哮喘、貧血、產後氣血兩虛及一切虛寒症最為有益。

紅蘿蔔玉米百合煲排骨

材料： 紅蘿蔔2條、新鮮玉米3根，新鮮百合2～3個、排骨500克、生薑2～3片。

作法： ❶ 紅蘿蔔、玉米洗淨切大塊，新鮮百合按瓣剝開、排骨過水汆燙。

❷ 將所有食材放入湯煲內，加水適量，大火滾15分鐘，改小火煲45分鐘，加食鹽少量調味即可。

重點： 潤肺益中、下氣化痰利溼，特別適合吸煙者及經常用眼者。

冰糖雪梨

材料： 雪梨1顆，粉光參3片，冰糖少許，水300毫升

作法： ❶ 將雪梨表皮洗刷乾淨，去核，切不切塊皆可。

❷ 將所有材料放進碗中後，放入電鍋內，大約20分鐘後，雪梨軟

爛，化入水中後，即可飲用，此時雪梨口味雖軟，但香甜味仍在，也可食用。

重點：季節交接之際，最容易感冒咳嗽，偏偏咳嗽最難治，拖拖拉拉，好不容易症狀快好了，天氣一冷又咳得更嚴重。這道湯品，潤肺去秋燥，特別適合乾咳無痰、肺虛燥者，就算平時吃，也能養顏美容，保養支氣管。

喝茶來養肺

補肺生津抗鬱茶——

補氣生津、疏肝潤肺、去鬱除煩

材料：黃耆4錢、粉光參3片、玫瑰花1錢、麥冬3錢、水1公升

作法：❶ 將藥材快速沖淨。

❷ 將水煮沸後，放入藥材，燜至沒冒蒸氣時當飲料溫服。

說明：適合容易緊張者。腸胃較虛弱者，可加淮山2錢。血虛、臉色蒼白明顯者，可多加當歸1.5錢。情緒不穩者，可多加玫瑰花。

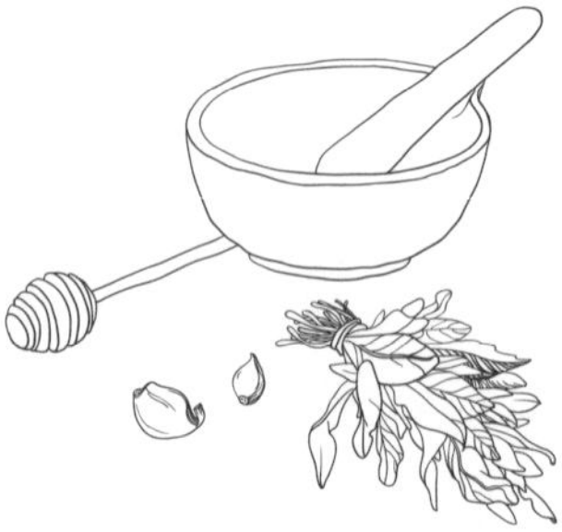

補肺通竅茶——

暖肺、祛風

材料：葛根5錢、白朮3錢、桂枝1.5錢、生薑3錢、紅棗6顆、甘草1.5錢、水800毫升。

做法：❶將藥材快速沖淨。

❷將藥材加沸水泡十～十五分鐘。或放入水中，以大火煮滾轉小火續煮五～十分鐘，放溫當茶飲用。

說明：早晚氣溫變化易鼻過敏、鼻塞者可暖肺祛風、開鼻竅和胃氣。

注意：腸胃較虛弱者，可加茯苓3錢，增加腸胃吸收能力，避免腹瀉。

補氣安神茶——

補肺養血、安神寧心

材料：參鬚3錢、炙甘草2錢、浮小麥5錢、紅棗3錢、酸棗仁3錢、延胡索1.5錢、沸水1公升。

做法：❶將藥材快速沖淨，放入鍋中。
❷於鍋中加入沸水泡或煮十分鐘，至藥色出來。
❸可於睡前三十分鐘溫服。

說明：參鬚補氣生津，浮小麥清心火，紅棗補血，酸棗仁去虛煩安神，延胡索調節中樞神經系統，能鎮靜安定助眠。全方主要用來調整深度睡眠，是補肺氣的源頭。

養肺枇杷茶——清熱化痰、和胃理氣

材料：西洋參1.5錢、枇杷葉2錢、陳皮1.5錢、魚腥草2錢、當歸1.5錢、水800毫升

做法：❶將藥材快速沖淨。

❷將藥材加入沸水泡十～十五分鐘，或放進水中，大火煮滾轉小火煮五～十分鐘，放溫當茶飲用。

說明：魚腥草和枇杷葉是中醫常用清肺藥材，可清肺熱化痰；當歸可以補血，強化紅血球的代謝力；加入陳皮則有助於護胃和胃理氣調整腸胃。

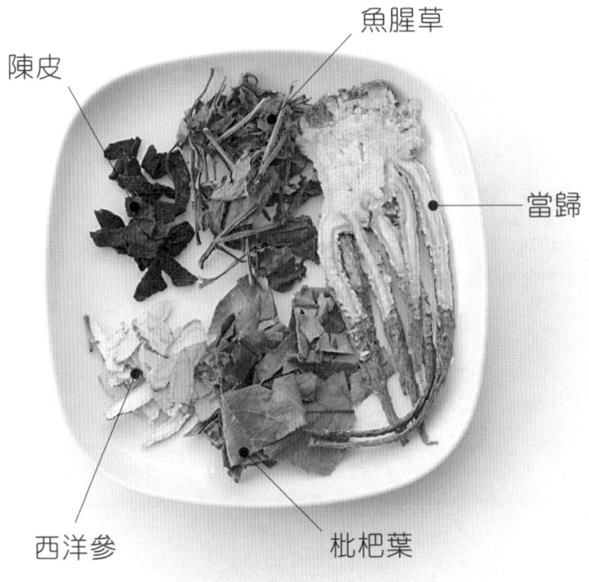

強肺生津茶——

補氣潤肺、生津清熱

材料： 黃耆3錢、西洋參1.5錢、玉竹2錢、甘草1.5錢、玄參1.5錢、沸水1公升

做法： ❶將藥材快速沖淨。

❷將藥材加入沸水沖泡並燜十分鐘，或稍煮五至十分鐘即可。代茶飲用。

說明： 黃耆具有利水消腫、補氣調整免疫力。西洋參、玉竹、玄參等藥材可補肺氣生津液，調整免疫力。

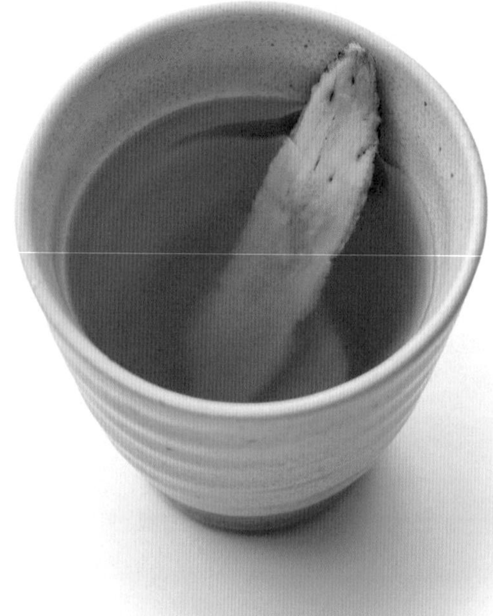

羅漢清肺抗敏茶——

補肺、健脾、抗敏

材料：羅漢果1個、淮山5錢、防風1.5錢、桑葉1.5錢

做法：❶將藥材快速沖淨，羅漢果切開撕碎。
❷將所有藥材加沸水800毫升～1公升，泡十～十五分鐘，放溫後，當茶飲用。

說明：羅漢果有神仙果之稱，有潤肺化痰，生津止渴，其中以清肺潤肺及化痰止咳最佳。羅漢果當中所含的微量元素，可調整燥熱體質的上熱口渴狀態，適合抽煙及經常處於空氣品質不佳環境的人。

注意：腹瀉者及體質寒者不宜。

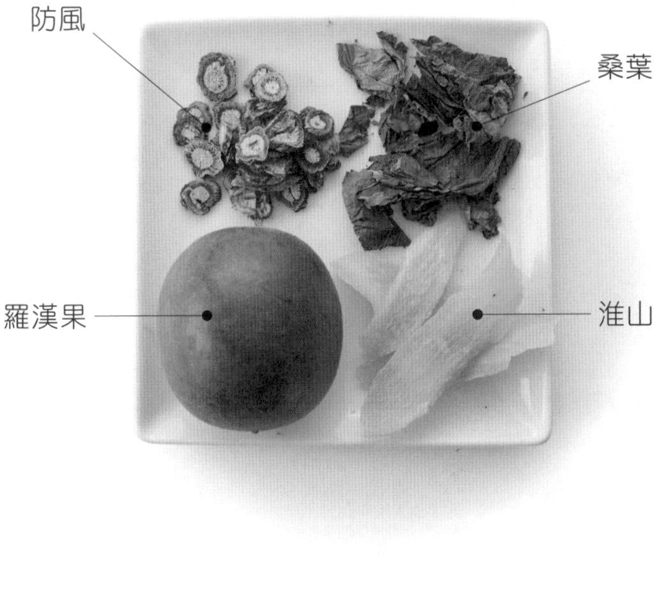

防疫清咽茶——

清熱、解毒、化痰、潤喉

材料：金銀花2錢、杭菊花2錢、板藍根2錢、麥門冬2錢、桔梗2錢、甘草1錢半、水800毫升

做法：❶將藥材快速沖淨。

❷將藥材加沸水泡十~十五分鐘，或放進水中，以大火煮滾轉小火煮五~十分鐘，放溫當茶飲用。

說明：流行性感冒咽痛、咽乾者適用。

注意：腸胃虛弱、容易腹瀉者，宜加上茯苓5錢一起煎服。

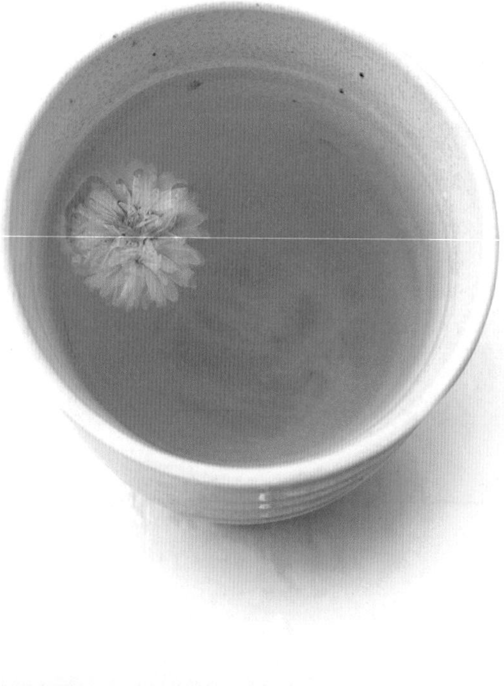

元氣茶——**增強免疫力、預防感冒**

材料：黃耆3錢、枸杞3錢、紅棗3錢、水800毫升～1公升

做法：❶將藥材快速沖淨。

❷將藥材放入鍋中加水，用中火熬煮十五分鐘即可飲用。

說明：這三種食材加在一起，就是中醫所說的元氣茶，主要對於補元氣，有著極佳的效果，補陽滋腎、補氣健脾、延緩衰老，增強免疫力，預防感冒。

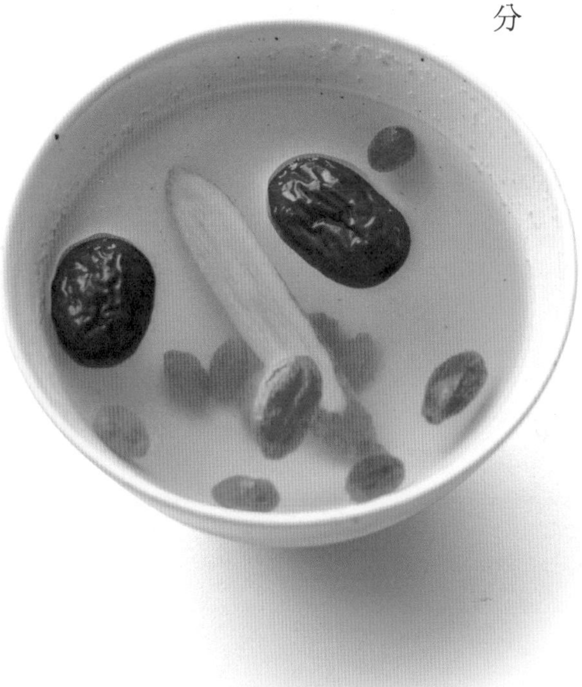

常按肺經百病消

人的全身總共有十二經脈，分布在軀體及四肢，筋肉等，相互關聯著，所以，身體一旦產生病痛，以中醫經脈觀點而言，那是氣血經絡不通，受阻，只有加以按摩疏通，讓氣血順暢，人才能常保健康。

全身依十二經脈而分成十二個部分，手太陰肺經是一條經脈，十二正經之一，與手陽明大腸經相表裡。根據《靈樞．經脈》，其循行如下：「肺手太陰之脈，起於中焦，下絡大腸，還循胃口，上膈屬肺。從肺系，横出腋下，下循臑內，行少陰、心主之前，下肘中，循臂內上骨下廉，入寸口，上魚，循魚際，出大指之端。其支者，從腕後直出次指內廉，出其端。」

這段說的是，肺經起於身體中部，並向下走，與大腸相聯，繞轉後，

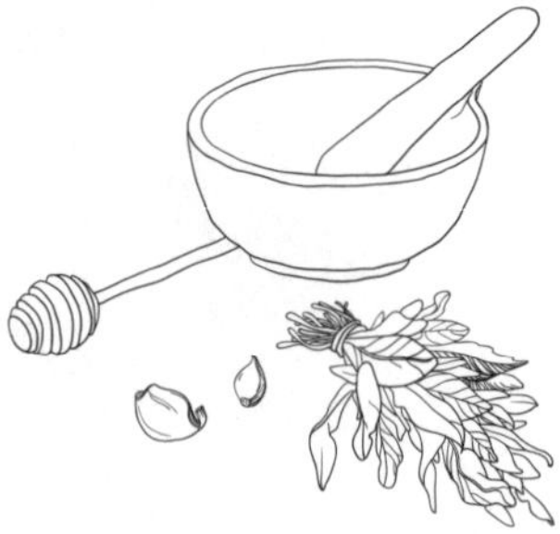

經過橫膈膜及肺，與肺相接，經脈從腋下分出，向下走沿著手臂側，經過肘窩（肘部摺位），及至腕部，並走在腕動脈血管之上，從手拇指分出，另一支脈則從腕後分出，並於食指尖，與大腸經相接。

《靈樞．經脈》第一個提到的就是手太陰肺經，為什麼？這就表示**要調十二經脈，前提是氣要足，沒有肺臟所提供的氣，什麼經絡都通不了。所以，凡事要以肺經為前為先**，由此可知肺經有多重要。

手太陰肺經集中在上半身，且都在二手手臂上，一共有二十二個穴位，這些穴位對於肺部的保養都有著極大的幫助，中醫師都會建議大家，平時有空的時間，常常按揉二手臂內側，或是搥打肺經，都有助於肺臟的保養與保健。

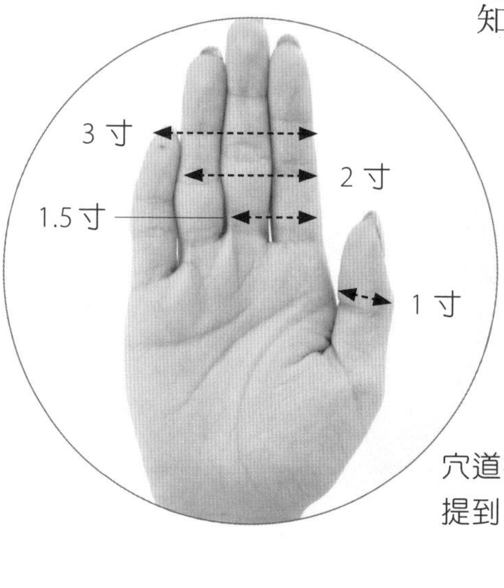

穴道指寸測量：取穴說明當中所提到的「寸」，請參考本圖。

雲門穴

排·濁·氣·

取穴：位於鎖骨下窩凹陷處，距前正中線旁開6寸。

養生：可肅降肺氣，咳嗽，氣喘，胸痛，肩背痛，胸中煩痛、支氣管炎等。

雲門穴顧名思義，是一個讓雲進出的穴位，是一個氣體宣發的地方。有些人一生氣，把氣憋住了，宣發不出去，感覺煩熱、特別燥、心裡堵悶、手腳掌心熱等症狀。這時，用點力揉雲門穴，氣就發出去了。有些人一揉雲門穴後就打嗝，這是非常好的現象，表示氣通了。

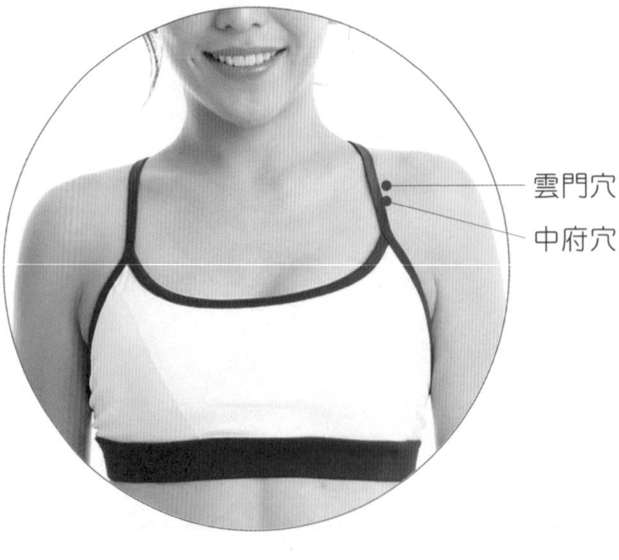

中府穴

補中氣治咳喘

取穴：位於雲門穴正下方1寸。

養生：支氣管炎、肺炎、咳嗽、氣喘、胸肺脹滿、胸痛、扁桃腺炎、心臟病。

中府穴的「中」指中氣，就是脾肺之氣，脾肺兩經交會的一個穴，調氣最好。人體的氣如果亂了，就會咳嗽、哮喘、堵悶，會經常覺得上氣不接下氣，氣不足，喘不上氣來，或者大便無力便祕，或吃一點東西肚子就脹，這就是中氣不足。中府穴專治中氣不足。推的時候，大拇指按著中府穴，向上推雲門穴，把痛的地方給推開，濁氣就會散掉，會覺得非常舒服。

天府穴

鼻炎和皮膚過敏

取穴：人體手臂內側面，腋前紋頭下3寸，肱二頭肌橈側緣凹陷處。

養生：咳嗽、哮喘、頭眩目瞑、身腫、身重、調理肺氣，安神定志，宣散肺邪，清肺涼血。

中醫講鼻竅通於天，天府穴指的就是這個意思，所以能治鼻子的各種疾患。像過敏性鼻炎、慢性鼻炎、經常流鼻血等鼻子的疾病，揉天府穴效果非常好。天府穴還有消炎抗過敏的功能，比如皮膚經常容易過敏，也可以揉天府穴。

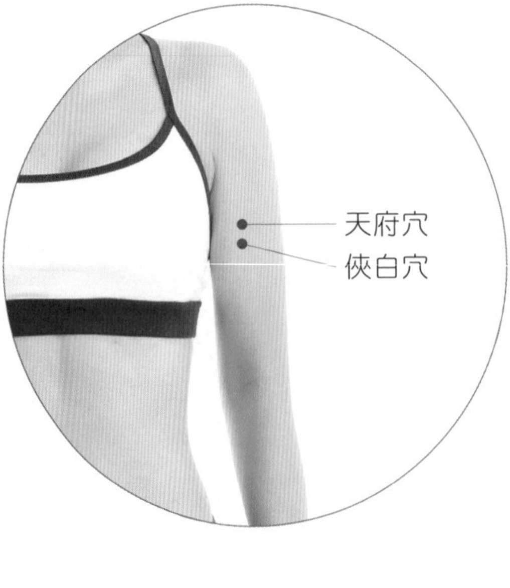

俠白穴

治肺氣不足的恐懼、心跳過速

取穴：位於人體臂內側面，肱二頭肌橈側緣，腋前紋頭下4寸，即天府穴下1寸。

養生：清降肺濁，潤脾除燥。

天府穴往下一大拇指寬度的地方就是俠白穴。「俠白」就像是個俠客在保護肺，為我們補足肺氣，讓我們無所畏懼。它可以治療肺氣不足造成的經常恐懼、心跳過速。人之所以會恐懼，因為憂慮在心難解，悶久了就會造成恐懼，讓心跳加快，所以，當心感驚慌時，常按俠白穴，可助解緩。

尺澤穴

調節身體虛實，補腎

取穴：手肘彎處深窩處。

養生：頭重腳輕，有高血壓，還有哮喘。

「尺澤」是肺與腎交接的穴位，補腎的要穴。在中醫裡，肺屬金，腎屬水，而金能生水，就是肺氣足了就可以補腎。常揉尺澤穴就能把肺經多餘的能量補到腎經上去。

孔最穴

治感冒喉嚨痛、發燒不出汗、痔瘡

取穴：手肘橫紋旁7寸處。

養生：大腸炎，痔瘡，身體熱病，頭痛，吐血，肺結核，咳嗽，嘶啞失聲，咽喉痛，肺炎。

孔最穴的「孔」是毛孔，「最」是最大的意思。所以，身體裡所有跟孔有關的問題，都歸它來管理。上至鼻竅，下至肛門，都跟孔有關，所以孔最穴管的地方特別多。當發燒不出汗，趕緊揉孔最穴可以幫助發汗，也是歷代醫家治療痔瘡的要穴。

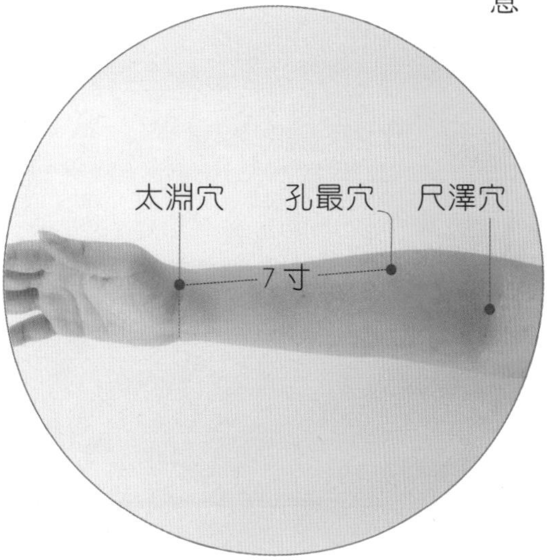

經渠穴

補充精力

取穴：仰掌，在腕橫紋上1寸，當橈骨莖突內側與橈動脈之間陷中取穴。

養生：宣肺利咽，理氣降逆，咳喘，胸部脹滿，胸背疼痛。

每天都能補充一點精力，就是按揉經渠穴，所謂的「經」是經絡，「渠」是水渠。「經渠」就是指到這兒就水到渠成了。虛弱體質的人氣亂了，常按這個穴可以慢慢調養，使肺氣逐漸增強，最後水到渠成。

太淵穴

心臟跳動異常

取穴：位於腕橫紋的橈側，橈動脈脈搏處。大拇指立起時，有大筋豎起，筋內側凹陷處。

養生：氣不足，感冒引起症狀，失眠等。

太淵穴正好在腕橫紋上，很深。補氣效果極佳，如果總是覺得氣不足、氣虛，揉太淵穴就能補氣。太，大並達到了極至的意思；淵，深凋、深洞的意思，太淵穴是脈之會，就是體內所有脈都歸它控制。心臟跳動異常、早搏、房顫，只要跟心血管有關係的，都是太淵穴的適應範圍。關於太淵穴有二大重點：第一總管人體血管脈絡，第二是補氣的要穴。所以，常按對身體有益。

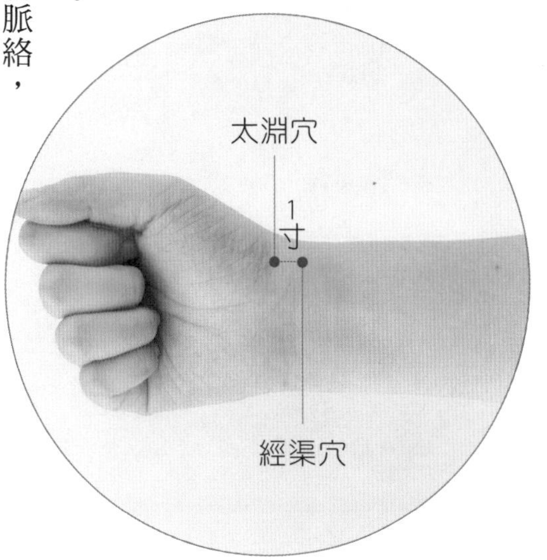

列缺穴

治偏頭痛、落枕

取穴：兩手大拇指張開，二手虎口交叉，食指頂之小凹窩即是。

養生：頸項各種疾病，三叉神經痛，顏面神經麻痺，橈骨部肌炎，咳嗽，哮喘，鼻炎，齒痛，腦貧血。

列缺是肺經與大腸經的絡穴，具有辨證虛實的特點，脈氣實的時候，此穴會顯現腫塊或隆起狀態；脈氣虛時，便會有陷下的現象。列缺穴可以治療偏頭痛。「頭項尋列缺」，脖子落枕、感冒引起的頭痛，都跟風寒有關，平時可以多揉列缺穴。

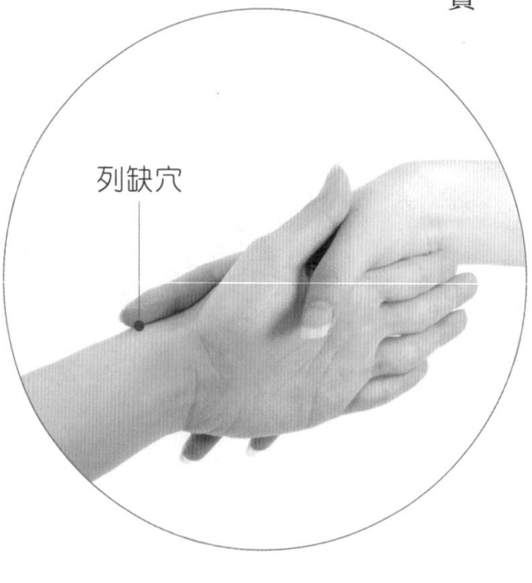

魚際穴

去心火、夜咳、預防感冒

取穴：將大拇指伸直，大拇指根部和手腕連線的中點，就是魚際穴。以大拇指去點揉壓魚際穴的位置，略感痠痛即可，或是兩手的魚際穴互搓揉，直到手發熱即可，空閒時即可常按。

養生：心裡有火、夜咳嗽、預防感冒、煩熱、睡不著覺、小兒腸胃不好。

與呼吸器官關係密切的穴位叫魚際穴，它具有解表、利咽、化痰的功能，每天持續按壓魚際穴，能增強肺主皮毛的功能，改善易感者的體質狀況，抵禦外邪的能力，對咽痛、咳嗽等感冒早期症狀有明顯的療效。

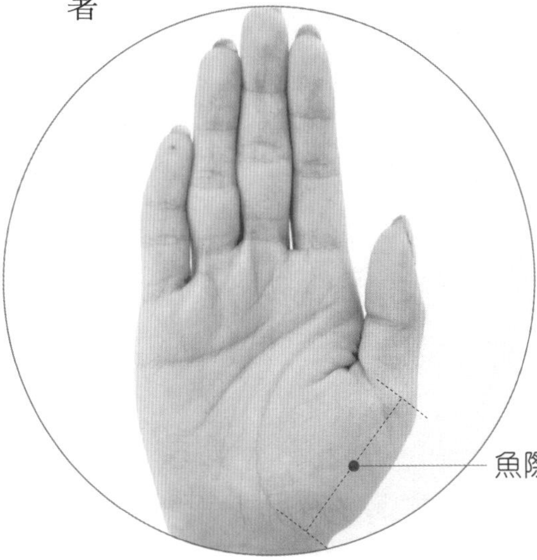

魚際穴是強肺要穴，針對感冒咳嗽等呼吸道病症特別有效。是手

太陰肺經上的要穴。中醫書提到，「魚際善治咽喉痛，清肺瀉熱利肺功。」此穴能夠化肺經的濕氣，散脾臟的熱。經常按摩能補充陽氣，促進血液循環，疏通肺氣，提高免疫力，並預防感冒。魚際穴也是善於退熱的要穴。當心裡有火、夜間常咳嗽、睡不著覺時，按揉魚際穴特別有用。魚際穴還可以調節小孩腸胃。如果小孩不愛吃東西、胃口差，一揉魚際穴，胃口的門就打開了。

少商穴

治急性咽喉腫痛

取穴：少商穴在大拇指外側，指甲底部即赤白肉際處的交點處，距離大拇指指甲外側角落約0.1寸。

養生：咽喉腫痛、咳嗽、氣喘、發熱、中暑嘔吐、心下滿、中風昏迷、癲狂。

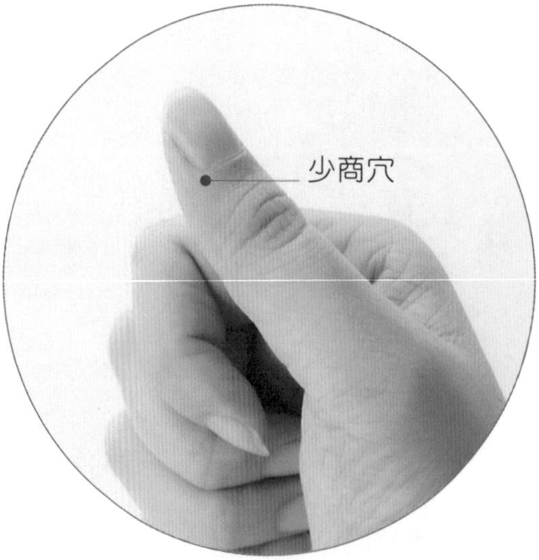

打嗝時，用拇指按壓少商穴，以感覺痠痛為度，持續半分鐘，即可止嗝。經常用拇指尖輕輕掐揉少商穴，揉到穴位不痛，對防治慢性咽炎非常有效，還可預防感冒。注意掐按時力度不宜過大，以免受傷。

曲池穴

皮膚嫩又白

取穴：屈肘成直角，當肘彎橫紋盡頭處最外側端。

養生：曲池穴是手陽明大腸經的常用腧穴之一，為合穴，常按有助於減少老人斑、皮膚粗糙等，堪稱是美容大穴。

曲池穴對人體的消化、血液循環、內分泌系統有著極大幫助，常按有助新陳代謝，讓皮膚處於最佳狀況。

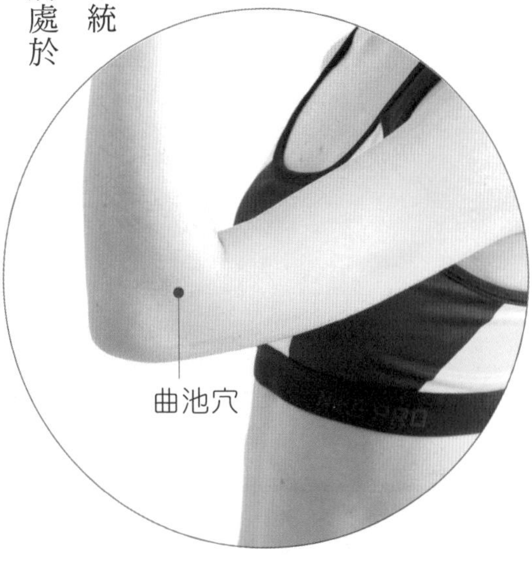

愈動肺愈好

肺部是人體的呼吸系統的中心，由於接觸到外在空氣，受損傷最大，所以，會隨著年紀與生活習慣環境等漸漸老化，健康的肺臟，一次呼吸的空氣量大約是500毫升，排出來的二氧化碳也是相同的，通常在二十歲左右時達到顛峰。

但隨著年齡增長，橫膈膜或是肋骨間的肌肉在缺乏訓練下會退化，加上空氣汙染及抽煙等壞習慣，都會讓肺的功能變差，讓呼與吸的空氣量變少，所以，當你在爬樓梯時感到上氣不接下氣，呼吸不過來時，就要警覺了，為什麼年輕時爬樓梯一點感覺都沒有，現在卻喘不過來。

肺的強弱，是靠鍛鍊出來的，最有效的方法，則是透過運動，促進肺的血液循環，加強肺活量。所謂的肺活量並不是指肺變大，而是**維持肺**

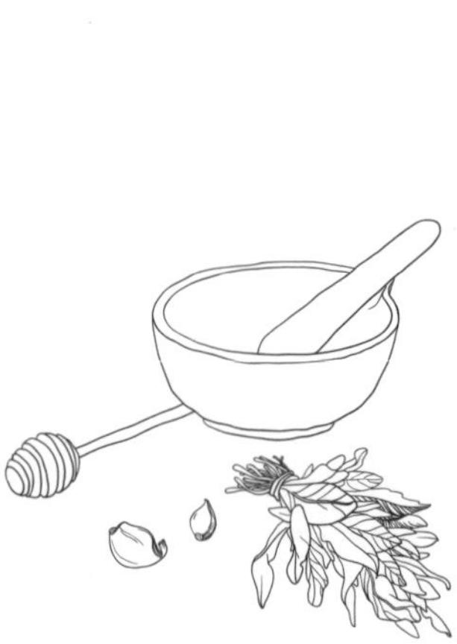

泡的彈性，彈性佳潤澤度夠的肺，才能收放自如，調整身體所需的氣。

運動可以增加肺的功能，像是跑步、游泳、健走等，尤其在肌肉運動時，所產生的二氧化碳，會刺激人體的呼吸中樞，使呼吸變得快速，肺容量也變大，這時肺的肌肉得到鍛鍊，也加強彈性。

在古代，道家修行人最推崇人體之氣，他們甚至發下「我命在我不在天」的豪語，因為只要保養好一身之氣，便能長命百歲，這句話雖然狂妄，但在中醫來說，卻很確實，因為只要「肺強」，的確能夠百病消，要想身體不生病就把肺養得強壯，長命百歲非難事。

瑜伽、皮拉提斯運動

瑜伽的伸展運動以及皮拉提斯，都是強調深呼吸的腹式運動，雖然動作很輕柔很慢，但是，在伸展拉筋的過程中，搭配呼吸，皆能鍛鍊橫膈膜、肋間肌，達到肺部部肌肉的強化，防止衰退的效果。

瑜伽、皮拉提斯的訓練，從穩定身體軸心開始，進而活動到全身。依序漸進，由淺入深，也能隨著肌肉的承受力量來決定動作的難易，可以由個人的體力來決定力道與訓練程度等，每日的伸展，可以鍛鍊到腹部深層肌肉，讓深呼吸變得更輕鬆，對於因年齡而衰退的肺機能，有非常大的幫助。

天線式瑜伽

「肺」的經絡從內手腕一路延展到上手臂，伸展手腕與擴胸運動刺激經絡，有助於抒解肺氣的壓抑，抒通氣結。

① 雙膝跪地，屁股坐在腳跟上，雙手在背後反握。

② 深呼吸，吐氣同時上半身向前傾倒，額頭貼地，向上舉起反握的雙手。

③ 慢慢地深呼吸，感受手腕與胸口的擴張。

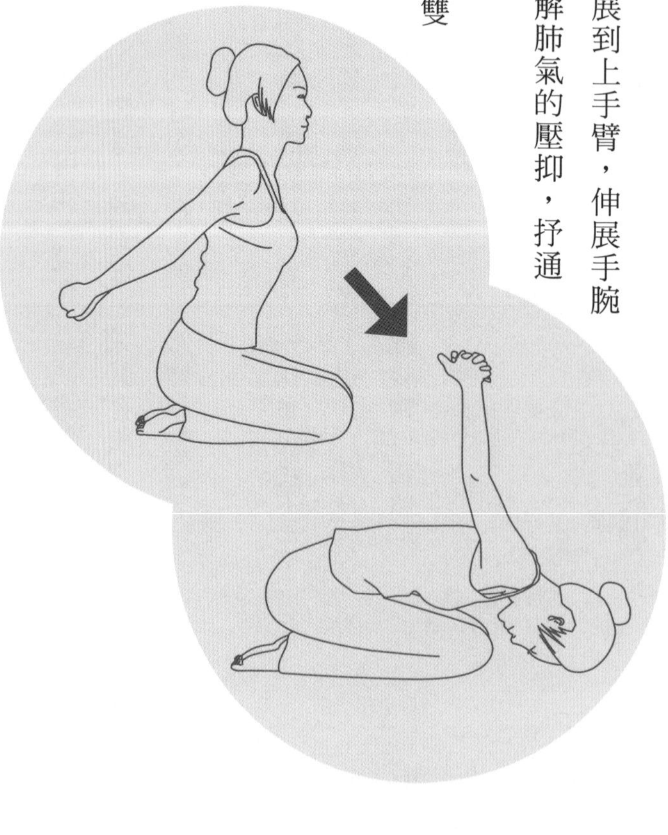

④請視個人身體的柔軟度進行，勿強迫以免造成受傷，只要感受到胸口及手腕的張力即可。

揉手掌

中醫認為手掌是人體的全身反射區，五臟六腑都有其對應的區域，而中指及無名指指根下方對應的是肺臟敏感區，所以，經常刺激這個地方，有利肺氣、止咳喘、化痰，健肺的作用，治療感冒也有很好的效果。

這個敏感區域，無論大人小孩都很適合，經常幫孩子按摩這個地方，可以調整循環，增加孩子肺氣，就不怕天氣變化，或是過敏體質，尤其小朋友愛吃冰品，有時在學校偷吃，大人也阻止不了，那就常常按揉這個部位，可以強化肺功能，平時做好保養，都能有幫助。

女生愛漂亮更要多按揉，因為肺氣攸關外表，肺氣充足，氣色就會紅潤，皮膚滋養有彈性，光滑細緻，有些女孩年紀輕輕就出現皺紋，其實

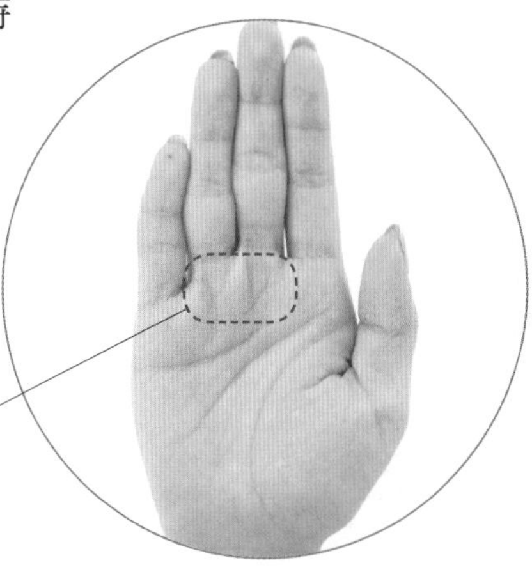

是肺氣虛所導致，所以，多按揉，會比擦保養品來得更有效果喔。

只要每天早中晚，或是有空時就多揉，每次三到五分鐘，力道以自己能夠接受為主，天天持續做，對於肺氣有著非常大的幫助。

慢跑

慢跑對心肺功能最有幫助，防止肺功能衰退，但要注意慢跑時的呼吸方式，要以「腹式呼吸」，就是把氣吸到腹部，這時候肚子會漲大起來，等到氣呼出去時，肚子會消掉，感覺呼吸的動作在肚子而不是肺。

腹式呼吸目的是利用腹肌幫助膈肌運動，以增加肺泡通氣量，降低呼吸頻率，還可緩解因病引起的呼吸困難症狀。

要達到養肺健身的效果，最好每週進行三次以上，每次約二十分鐘到半個小時。強度則以邊跑邊還能與人交談，不覺難受、不喘為宜。重點在於慢跑的時間和環境，最好選擇在公園，清晨或是黃昏時，空氣較佳，綠色植物較多，氧氣充足。

發嘶音——養肺腹式呼吸法

明代中醫龔廷賢：「以呵字治心氣，以呼字治脾氣，以嘶氣治肺氣，以噓字治肝氣，以吹字治腎氣，以嘻氣治膽氣。」所以想要養肺氣，就多發「嘶」字音。

首先兩腳站立與肩同寬，雙唇微向後收，上下齒微合，舌尖抵在齒縫處發「嘶」字音，至氣吐盡。呼氣盡時，可閉口用鼻吸氣，自然呼吸一次，休息一會，然後再念「嘶」字。如此反覆練習六次。練習時間可選在清晨五至七點，大腸經當令之時。

需要注意的是，要以腹式呼吸法，口閉，以鼻吸氣，愈慢愈好。同時吸氣時感受到腹部有充氣的感覺，吸進來的氣直接到進到腹部，肚子會變大。當吸到飽時，氣從嘴巴呼出，愈慢愈好，此時將舌尖抵在齒縫處，當氣從嘴巴呼出時，氣流會自然發出「嘶」字音，氣呼出完畢時，肚子會變小。

用此呼吸法呼氣時，肺會感受到伸與縮的力道，鍛鍊肺的彈性。

附錄

吳明珠醫師診療室Q&A

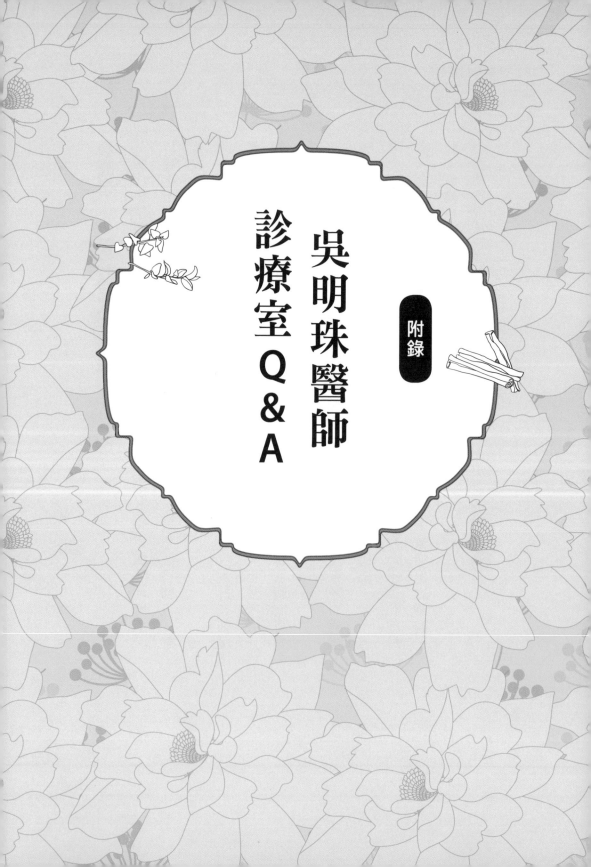

Q1 只要不抽煙、不到空氣糟的地方，肺就不會生病？

肺一天工作二十四小時，不停為我們的生命存續工作，但面對霧霾天，傷害是緩慢、日積月累造成的，我們通常不容易看到、感受到，肺也默默承受著。所以，就算不抽煙，不到空氣糟的地方，肺在呼吸運動間還是可能受到傷害，我們平時要幫忙養肺，把它鍛鍊有力，增強抵抗力才是保養肺的最根本原則。

Q2 清肺是清除肺中的髒東西嗎？

當PM2.5的話題引起大眾注意時，大家便開始在想要怎麼清肺，中醫師說的清肺潤肺的食物，像是蘿蔔、雪梨、木耳、燕窩等白色食物，多吃能清肺潤肺，但是，大家不要誤解了，中醫所指的清肺，可不是把塵埃、尼古丁油給掃出肺部，而是清熱邪，就是清除肺中痰熱之邪阻，增強肺部的功能，化解一切的外來侵襲，有抵抗力，自然不會因發炎而生病，肺自然健康。這些食物的特性，都有增強呼吸道的抵抗力與修復力，及降低發炎情況，所以所謂的清肺，其實指的是養肺陰、清熱邪。

Q3 咳嗽的原因一定跟肺有關？

大家一聽到咳嗽，第一個反應就是感冒，就是支氣管發炎，覺得很常見，沒什麼大不了，喝水喝多一點，或吃吃喉糖就能解決。其實在《內經・咳論》當中有提到：「五臟六腑皆令人咳，非獨肺也。」就是告訴大家，人體是一個有機的整體，透過全身的經絡及血脈，將全身從上到下緊密地連繫在一起，所以，中醫在治咳嗽時，不會只單獨以治肺來思考，而是會以五行相生相剋的概念，標本兼治，才能做到事半功倍的效果。所以，大家如果不知道病因時，千萬不能自己下定論，更不可亂用藥。

Q4 霧霾天不要運動，否則會有反效果？

為了身體健康，以及肺的抵抗力，運動是一定要維持，只是遇上霧霾天時，就以室內為主，像是跑步、快走等運動，待在室內為佳。若是當霧霾超標時還出去運動，吸進去的有害物質反而比不運動時更多，傷害更重。

Q5 我不抽煙，我的肺一定沒問題？

其實這種觀念想法早就要改了，很多女性病患都會抱怨，我又沒抽煙也沒喝酒，卻得肺癌，為什麼呢？也有人是二三十年的老煙槍都沒事，他才抽一兩年卻得了肺癌，真是太不公平了。其實，肺癌本來就不是抽煙者的專利，這當中除了抽煙，外在因素、環境、個人遺傳等等都是可能的因子。最好的方法還是一句老話——養肺健脾氣，加上合理的運動鍛鍊，讓身體變好，增強抵抗力，才是對抗所有病魔的最佳之道。

Q6 身體有病痛，就做健康檢查找病因？

有些人身體一覺得不對勁有些病痛，或是一聽到某位名人，因為去做了身體健康檢查的某個項目後，查出來是肺癌或是其他癌症時，就立即跟進，指名要做相同的檢查，這種做法其實是困擾到自己。像有個病患，她很會疑神疑鬼，只要稍微不舒服時，就嚷著要去做健康檢查，似乎覺得那是萬靈丹似的，其實，這種做法本末倒置了，有病痛就去看門診，讓醫生來判斷，再做進一步的檢查項目，一來可以抓準病症，二來也不會浪費時間，等檢查等報告，有時候反而會延誤了病情。有問題就是去面對，疑神疑鬼，還自行下判斷只會為難自己，苦了自己。

Q7 喉糖不是糖，可以多吃？

只要碰到咳嗽、喉嚨痛或是聲音啞時，很多人都習慣直接去買喉糖來吃，有些人還把喉糖當成保健食品天天吃。雖然喉糖不是糖果，但是它的成分當中，為了口感，或是所使用的中藥材，都是偏甜的藥材，吃多了對身體絕對會造成負擔。而且有些肺的病症，若是吃多了甜的，反而會滋生痰，讓支氣管卡了更多痰，讓病患更難受，所以，喉糖絕不可以當成糖果來吃，吃多了就不是幫助，反而造成負擔了。

此外，有些中藥的喉糖藥性較涼，如果是體質較寒的人或是孕婦等，都不可多吃，另外，喉糖有些具藥性成分，包括消炎化痰殺菌，吃太多會連口中的有益菌也一起消滅，對人體反而是傷害，增加感染的風險。

Q8 感冒咳嗽就是抗生素就會好？

感冒咳嗽還是有分病因，並不是都一樣，所以，一味的要求醫生開立抗生素，或是自行到藥局買抗生素來吃，反而只會造成副作用。抗生素只能用來對抗肺炎等細菌感染，病毒引起的感冒或流感，抗生素無法發揮效用。而且，濫用抗生素的下場，只會讓細菌產生抗藥性，反而會更難醫治，所以，如同中醫所說，咳嗽的原因，不一定在肺，感冒不一定是細菌造成，還是要問症後，由醫師來判斷真正病因後下藥，才是最正確的做法。

吳明珠教你養好肺

口罩擋不住的PM2.5，讓清肺養生術來幫你

作　　者——吳明珠
主　　編——楊淑媚
責任編輯——朱晏瑭
文字編輯——許怡雯
封面設計——張巖
內文設計排版——葉若蒂
攝　　影——二三開影像興業社　林永銘
內頁插畫——蘇怡芳
校　　對——吳明珠、朱晏瑭、楊淑媚
行銷企劃——王聖惠

第五編輯部總監——梁芳春
董 事 長——趙政岷

出 版 者——時報文化出版企業股份有限公司
108019臺北市和平西路三段二四〇號七樓
發行專線——（02）2306-6842
讀者服務專線——0800-231-705、（02）2304-7103
讀者服務傳真——（02）2304-6858
郵撥——19344724時報文化出版公司
信箱——10899臺北華江橋郵局第99信箱
時報悅讀網——www.readingtimes.com.tw
電子郵件信箱——yoho@readingtimes.com.tw

法律顧問——理律法律事務所　陳長文律師、李念祖律師
印　　刷——和楹印刷股份有限公司
初版一刷——2019年1月18日
初版三刷——2021年11月8日
定　　價——新臺幣380元（缺頁或破損的書，請寄回更換）

時報文化出版公司成立於一九七五年，
並於一九九九年股票上櫃公開發行，於二〇〇八年脫離中時集團非屬旺中，
以「尊重智慧與創意的文化事業」為信念。

吳明珠教你養好肺 / 吳明珠作. -- 初版. -- 臺北市 : 時報文化,
2018.12
面；　公分
ISBN 978-957-13-7649-3 (平裝)

1.中醫 2.養生 3.肺臟

413.21　　107021822

ISBN 978-957-13-7649-3
Printed in Taiwan